Dr André Denjean
Lucette Serre

Kousmine
au gré des saisons

L'art de vivre sain

Préface du Dr Bondil

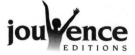

Collection Pratiques Jouvence

La DHEA en pratique, Dr Dominique Rueff, 2001
La cure de raisin, Johanna Brandt, 2000
Hormones végétales, Dr Dominique Rueff, 2000
La voie lactée, Claude Didierjean-Jouveau, 1999
Le vinaigre santé, Marie-France Muller, 1999
Médecines douces pour animaux,
Marie-France Muller, 1998
Le chlorure de Magnésium,
Marie-France Muller, 1998
L'argile facile, Marie-France Muller, 1998
Lait de vache, Blancheur trompeuse, A. Laroche, 1998
La cure de petit-lait, Christopher Vasey, 1998
Cuisine végétarienne rapide, Marie-France Muller, 1997
Maigrir durablement, Désiré Mérien, 1996
Les radicaux libres, Paule Daudier, 1994
Kousmine au quotidien, Dr A. Denjean, 1994
Les radicaux libres, Paule Daudier, 1994
Renaître par le souffle, Désiré Mérien, 1994
Terrain acidifié, Jacques Fontaine, 1994

Catalogue gratuit sur simple demande

Éditions Jouvence
France : BP 7 – 74161 St Julien-en-Genevois Cedex
Suisse : Case postale 184 –1233 Genève/Bernex
Site internet : www.editions-jouvence.com
Email : info@editions-jouvence.com

Illustration de couverture: J. C. Marol
Maquette & mise en pages: atelier weidmann

© Editions Jouvence, 1998
ISBN 2-88353-153-6

Tous droits de traduction, reproduction et adaptation réservés pour tous pays

Sommaire

Préface 5

Note de l'auteur 7

Observons la nature 9

Recettes et saisons 33

   Farandole des crudités 33

   Palette des sauces 38

   Mode de cuisson utilisé 43

   Plats cuisinés des 4 saisons 45

   Les desserts aux sucres naturels 83

Bibliographie 93

Calendrier des légumes et fruits 94

Préface

Il y a dix ans, parler d'alimentation pour traiter les pathologies lourdes (cancer, polyarthriste, sclérose den plaques…) passait pour de la pure inconscience, du charlatanisme même. Aujourd'hui, on reconnaît officiellement que trente pour cent des cancers sont en corrélation avec l'alimentation, qu'une diététique appropriée améliore les personnes atteintes de maladies rhumatismales (y compris la polyarthrite et la spondylarthrite), que les habitudes alimentaires des méditerranéens diminuent les risques des maladies cardiovasculaires, en un mot que notre alimentation influe directement sur notre système immunitaire ! Toutefois, l'une des grandes interrogations reste de savoir trouver son chemin au milieu des différents « régimes » proposés par les uns et les autres…

L'un des grands mérites de la doctoresse Catherine Kousmine a été de proposer des règles diététiques simples sans exclure aucun aliment (hormis les margarines, graisses transformées par le chimiste et présentées comme « végétales »). Depuis, dans son sillage, nombreux sont ceux qui ont cherché à peaufiner son travail… hélas sans forcément se reconnaître d'elle.

Avec ce livre, le docteur André Denjean et Lucette Serre, fidèles à l'enseignement reçu de Catherine Kousmine, apportent une aide précieuse aux malades et aussi aux médecins qui souhaitent comprendre quand et pourquoi il faut limiter – voire supprimer – tel ou tel aliment… avec le souci d'éviter toute carence.

Le grand Paracelse disait «C'est la dose qui fait le poison!» Cet ouvrage s'inscrit dans le prolongement de cette vérité et ce à un moment de notre histoire où la qualité de nos aliments devient une réelle priorité.

Dr Bondil
Président de l'Association Médicale
Kousmine Internationale (AMKI)

Note des auteurs

Ce fascicule vient compléter son aîné *Kousmine au quotidien* paru en 1994 aux Editions Jouvence. Le but en est de progresser dans la pratique et la compréhension de la méthode Kousmine. Nous souhaitons faire accéder les lecteurs à l'immense largesse d'esprit de la doctoresse Kousmine qui a su proposer un schéma alimentaire de base précurseur et dénominateur commun à tous les régimes dont on découvre chaque jour les importances respectives en médecine.

Cette collection a été choisie afin de réaliser un ouvrage au meilleur prix, accessible à tous ; Toutefois le nombre de pages réduit nous a obligé à sacrifier bon nombre de recettes. Nous avons sélectionné les recettes les plus simples et choisi délibérément de ne pas faire figurer les recettes de poissons et de viandes, plus répandues et plus connues que celles de céréales, légumes ou légumineuses.

La méthode Kousmine est une méthode médicale basée sur l'hygiène de vie alimentaire, la correction des carences en vitamines, minéraux et oligoéléments, l'équilibre acido-basique et l'hygiène intestinale. Cette méthode continue à aider, stabiliser et souvent guérir les malades atteints de maladies chroniques dégénératives. Elle satisfait également tous ceux qui souhaitent simplement utiliser au mieux leur capital physique personnel. Les principes de base de cette méthode peuvent être découverts dans l'ouvrage *Les 5 piliers de la santé* paru en 1993 aux Editions Jouvence.

Nous conseillons aux personnes malades de contacter un médecin membre de l'AMKI et formé à cette pratique et aux lecteurs en bonne santé d'acquérir les réflexes alimentaires de base préconisés par la doctoresse Kousmine.

Observons la Nature

Comment s'y retrouver devant la profusion de tous ces nouveaux régimes alimentaires ? Ils portent chacun leur nom (propre), et ont tous des résultats alléchants, dont je ne doute point.

Comment s'y retrouver en ayant reçu la formation du Docteur Kousmine ?

Une première remarque serait de s'apercevoir que nous attribuons le nom Kousmine à une méthode médicale, et non pas à un régime. Il s'agit pour nous, non pas de propager un régime Kousmine, mais de soutenir une méthode générale de l'approche de la médecine que nous appelons la Méthode du Docteur Kousmine.

Dans cette méthode médicale, nous attribuons une part essentielle à l'équilibre alimentaire. Catherine Kousmine a défini cet équilibre comme un retour aux *mœurs alimentaires de nos ancêtres*, en abrégé M.A.A.

Ce retour sous-entend plusieurs choses :
1) Se nourrir de façon équilibrée (quantité – qualité), en adoptant ce qu'il existe de plus fondamental dans les habitudes nutritionnelles qu'avaient nos ancêtres.
2) Choisir des aliments autant que possible sains et naturels; c'est-à-dire non dénaturés par l'industrie ou le mode de préparation.
3) Respecter les rythmes saisonniers : alimentaire et diététique (respect des diètes).
4) Préférer à ce qui pousse ou ce qui vit où l'on se trouve (terroir).
5) Eviter tous abus de toxiques : tabac, alcool, café, chocolat, sucre blanc, drogue, abus de médications chimiques.

Ce retour aux M.A.A. se fait progressivement, par un lent apprentissage. La nature nous y aide, pour peu qu'on lui fasse confiance en la suivant. C'est ainsi que m'apparut l'explication de l'existence de tous ces régimes si différents dont la liste non exhaustive va suivre :

1. *Régime à base de céréales :* la macrobiotique.

2. *Régime riche en légumes :* le végétarisme.
   Il existe :
   ○ le végétarisme sans viande,
   ○ le végétarisme sans viande, ni poisson,
   ○ le végétarisme sans viande, ni poisson, ni œufs.

Son intérêt a été signalé dans une étude hospitalière sur la Polyarthrite chronique évolutive (P.C.E).

3. *Régime lactovégétarien,* où récemment une étude a montré sa supériorité en matière de prévention du cancer du sein par rapport à l'alimentation moderne.

4. *Régime protéiné type Atkins*, très étudié pour l'obésité.

5. *Régime cru, sans laitage, ni céréales* (Burger).

6. *Régime végétalien:* ni viande, ni poisson, ni lait, ni œufs.

7. *Régime sans lait, sans gluten, sans sucre,* préconisé dans le traitement des mycoses.

8. *Régime sans lait, ni laitage, sans certaines céréales* (Seignalet).

9. *Régime sans gluten.*

10. *Régime prônant les bonnes et mauvaises associations alimentaires* (selon Shelton, selon Hay, selon Montignac…).

11. *Régime sans sucre à absorption rapide* pour éviter le syndrome d'hypoglycémie et le diabète.

12. *Régime crétois:* un régime traditionnel très intéressant.

Toutes ces théories se contrecarrent. Tous ces régimes prétendent être la solution. Le moins que l'on puisse dire, c'est qu'il existe des solutions et, ici encore, on devrait remercier Mère

Nature. Ces solutions aussi contradictoires ne doivent pas décourager l'apprenti. A qui doit-il faire confiance ?

Le docteur Kousmine m'a donné une solution : il est important de faire confiance à «Dieu-Nature». A chaque fois qu'apparaîtra une maladie, un déséquilibre santé, la Nature proposera aussi la solution au problème. Il suffit d'ouvrir les yeux, de bien observer, d'appliquer ses recommandations. «Observez la nature» est le grand conseil de base du docteur Kousmine.

Alors, en ce qui concerne la nutrition, où cela peut-il nous mener ? Devant cette multitude de régimes, aussi efficaces les uns que les autres, quel est le lien ? Où se trouve leur parenté ?

Je dois avouer que je suis resté perplexe pendant plusieurs années. J'avais la conviction que le schéma alimentaire que nous proposions dans notre Méthode faisait partie de ceux qui permettaient au thérapeute d'utiliser tous les différents régimes, sans être en contradiction avec l'esprit de base enseigné par le docteur Kousmine. Cette conviction s'est affermie dernièrement, lorsque j'ai pris conscience qu'il fallait suivre le rythme alimentaire saisonnier.

Ayant reçu une formation en médecine énergétique chinoise, j'étais depuis dix ans sensibilisé à l'équilibre alimentaire saisonnier, et à l'importance de s'alimenter avec les produits du terroir.

En médecine traditionnelle chinoise, une classification des aliments en fonction des saisons est

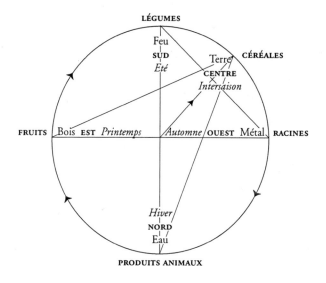

proposée suivant le **cycle des cinq éléments de la Terre** (dessin ci-dessus).

Il faut tenir compte du fait que les fruits représentent l'élément bois, printemps, mais que l'on peut trouver aussi des fruits en été, en automne et en hiver. De même, les produits animaux représentent l'élément hiver, eau, mais à l'intérieur de cette classification, on retrouve des viandes qui ont plus la qualité bois, d'autres la qualité feu, ou d'autres la qualité métal.

Pratiquement, j'ai toujours été incapable de faire appliquer cette classification, tout en faisant respecter les principes alimentaires de la Méthode Kousmine. C'est trop compliqué et non naturel. Aussi, j'avais abandonné la classification, et décidé de faire suivre les bases Kousmine, dont j'étais sûr de la portée thérapeutique.

Mais peu à peu, par l'étude des classes d'aliments, j'ai admis qu'il puisse exister des intoxinations provoquées par ces différentes classes d'aliments. La preuve en est l'observation des résultats thérapeutiques des différents régimes. Ils sont parfois utiles aux uns, et sans effets sur d'autres (régime sans viande, ou sans lait ni laitages, ou sans gluten, ou sans sucre, ou sans aliments cuits, ou sans aliments crus, ou sans céréales, ou sans œufs). J'ai remarqué qu'il fallait par période, et suivant les cas, utiliser de tels régimes, pour être plus rapidement efficace.

Il se devait donc d'exister un cycle naturel coordonnant tout ceci... C'est dans cette traditionnelle et nouvelle approche que je vous invite à observer la Nature. Notre attention va se focaliser sur les périodes de production naturelle de ces différents aliments.

Le lait
Il est excrété par la vache au printemps et en été, pendant six mois, pour nourrir son veau. La lactation se finit naturellement à la fin de cette période, avant la nouvelle gestation et mise à bas. La vache se repose pendant quelques mois.

Mais cette observation ne correspond plus du tout à la réalité. Actuellement, le lait est produit toute l'année, la traite se fait en continu, pour nous satisfaire. Les races bovines sont sélectionnées et sur-et-mal-nutrie, pour une plus forte production.

En ce qui concerne notre nutrition, nous ne devrions donc traditionnellement consommer le lait que lors de ces périodes naturelles de production. Les fromages ne feront que prolonger de quelques semaines cette période. Actuellement, nos moyens de conservation nous permettent de consommer lait, laitages et fromages plusieurs mois et années après leur production !

L'information saisonnière que représente et qu'apporte le lait dans notre nutrition est inexistante de nos jours. Une période de détoxination naturelle aux laitages, d'octobre à février, n'est plus respectée depuis des lustres : ceci est probablement la cause ou la source des maladies chroniques que l'on associe si souvent à l'excès de consommation de laits et dérivés.

Les oléagineux
Noix, noisettes, amandes, graines de tournesol, graines de sésame, noix de cajou, pignons de pin, pistaches, noix du Brésil, noix de coco, graines de courge, arachides.

En ce qui concerne les oléagineux provenant de nos climats, la récolte se fait en fin d'été. La consommation après leur séchage se fait en automne et en hiver. Nous pouvons faire deux observations :

1) La période saisonnière pour la consommation des oléagineux est l'automne-hiver.
2) Leur composition montre qu'ils apportent à peu près les mêmes nutriments que les laitages. Les oléagineux apportent les Acides Gras Polyinsaturés (A.G.P.I.), les laitages les Acides Gras Saturés (A.G.S.).

Il semble donc que le cycle saisonnier de production des oléagineux et des laits résolve la question de «pour ou contre le lait?» Il suffirait de suivre ces cycles de production autant que possible pour ne pas s'intoxiner aux laitages (période de détoxination d'octobre à mars) ni aux oléagineux (période de détoxination de mars à septembre).

Les oléagineux sont si précieux pour leurs A.G.P.I. Cette simple observation devrait nous donner une idée du rapport A.G.P.I. / A.G.M.I. /A.G.S. qui devrait exister dans une nutrition équilibrée en lipides si l'on suivait le cycle saisonnier.

Les céréales

Elles sont traditionnellement récoltées en août-septembre, puis engrangées. Elles peuvent être aussi consommées pendant toute la période d'automne et d'hiver. Elles sont traditionnellement absentes de nos tables au printemps et surtout en été.

Le cycle saisonnier n'est pas respecté. Nous consommons les mêmes quantités de pain, biscuits, pâtes toute l'année. Ne nous étonnons pas de la fréquence des intoxinations au gluten. La période de désintoxination naturelle annuelle n'existe plus. En effet, le respect du cycle saisonnier devrait nous ramener vers :

- la consommation de céréales cuites en automne-hiver.
- la consommation de céréales germées surtout au printemps, et très peu ou pas de céréales en été.

Il est merveilleux de constater que l'abondance des légumes, et surtout l'arrivée des pommes de terre dès le mois de juin sont la solution nutritionnelle de l'été pour remplacer les céréales. On peut remarquer au passage la balance acido-basique naturelle : les céréales sont acidifiantes, les céréales germées sont alcalinisantes, et les pommes de terre sont alcalinisantes.

Les légumes

C'est en été qu'il y en a le plus, bien que la production dure toute l'année. A chaque mois ses légumes.

Il est important de savoir que tous les légumes contiennent des phytochimiques par centaines qui proviennent de la photosynthèse. Selon certaines études, les phytochimiques sont très bénéfiques pour le système immunitaire. Il est évident que ces phytochimiques apportent une information saisonnière. Les légumes de saisons sont indispensables à notre équilibre nutritionnel.

Les légumes se classent en légumes fruits, légumes feuilles, légumes racines. Nos légumes possèdent toutes les couleurs: vert, jaune, orange, violet, blanc, rouge. On devrait veiller à la consommation de toutes les classes de légumes à la saison où ils sont produits. On devrait choisir les légumes biologiques autant que possible, et les consommer frais.

Les légumineuses
Elles sont produites naturellement pour être consommées en automne et en hiver.

Elles remplacent traditionnellement la viande et les produits animaux dans l'équilibre de nos repas. Elles sont la base de l'apport protéique dans les plats traditionnels des cinq continents. Elles peuvent être utilisées et consommées sous forme de lait: c'est le lait naturel de la saison automne-hiver. Ce lait peut s'obtenir à partir d'oléagineux ou de légumineuses. Ces laits sont de très bons substituts aux laits animaux pendant cette saison.

Le sucre
C'est la saveur que l'on retrouve dans les fruits de saison au printemps, en été et surtout au début de l'automne.

Le miel est récolté dès le printemps et en été. Les bons apiculteurs laissent du miel dans les ruches pour l'hiver, afin de bien nourrir leurs abeilles.

En hiver, la saveur sucrée ne devrait être représentée qu'avec le reste des fruits séchés et le sucre intégral de canne biologique.

La viande et les produits animaux

Nous pourrions considérer les dates d'ouverture et de fermeture de la chasse et de la pêche qui sont sensées respecter le cycle biologique animal.

Ces dates nous donnent un ordre d'idée de ce qui devrait être naturellement suivi en matière de consommation de viande. Cela nous permettrait de rester en accord avec le cycle biologique animal. Si nous respections ces dates, de mars à septembre, on devrait éviter la consommation de viande. La consommation de viande se fait traditionnellement en hiver. Et traditionnellement aussi, on ne devrait tuer que lorsque nos greniers sont vides.

Pendant la période printemps-été, la viande peut être avantageusement remplacée par les œufs et les laitages. Pendant la période automne-hiver, lorsque nos greniers seraient vides en légumineuses et oléagineux, ou pour des raisons de santé, on pourrait sacrifier l'animal.

Les produits de la mer pourront être consommés toute l'année (les fruits de mer les mois en R).

Les œufs
C'est au printemps et en été que leur production est maximale et qu'ils possèdent la meilleure qualité nutritive. L'œuf de Pâque est le symbole du renouveau. Les poules se nourrissent d'une meilleure verdure. Le jaune de l'œuf fonce et s'enrichit en vitamines.

Le cycle des quatre saisons
Nous allons résumer toutes ces notions sur un cycle des quatre saisons. Afin de mieux suivre, de mieux sentir le début et la fin de chaque saison, je propose que l'on représente le cycle des quatre saisons selon le mode traditionnel chinois et non pas selon notre mode romain. En effet, le cycle saisonnier chinois place les solstices et les équinoxes en milieu de saison et correspond mieux à la réalité saisonnière.

Ainsi donc:
- **le 21 mars:** Equinoxe de printemps, est le maximum de printemps, et non pas le début. C'est donc le milieu du printemps.
- **le 21 juin:** Solstice d'été est le maximum d'été, et non pas le début.
- **le 21 septembre:** Equinoxe d'automne, est le maximum d'automne, et non pas le début de l'automne.
- **le 21 décembre:** Solstice d'hiver, est le maximum d'hiver. La nuit la plus longue de l'année. Ce n'est pas le début de l'hiver.

Dans ce cycle saisonnier chinois, il est fait mention d'une intersaison qui s'intercale à chaque passage saisonnier. Toutes les saisons durent septante-trois jours, y compris l'intersaison qui divisée en quatre périodes de dix-huit jours et quelques heures *(dessin ci-dessous)*.

En reportant les observations faites dans cet essai, nous obtenons le schéma de l'alimentation saisonnière de la page 22.

On s'aperçoit donc que tous les régimes y sont représentés si l'on suivait naturellement les saisons. Je suis émerveillé de me rendre compte que, finalement, tous les inventeurs de régimes n'ont fait qu'observer et adopter une partie de

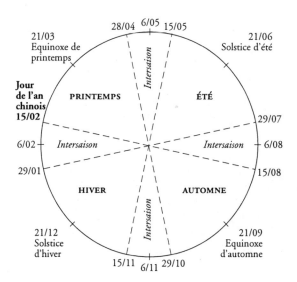

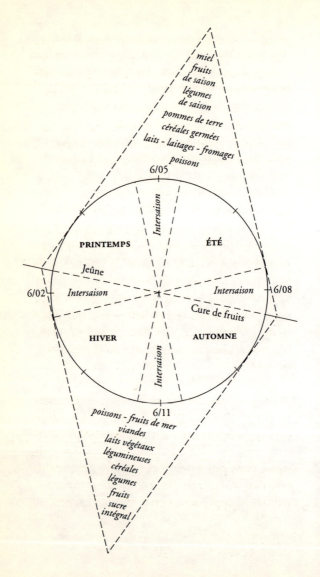

ce cycle alimentaire saisonnier, peut-être sans s'en rendre compte.

Je suis persuadé que la solution demeure dans le fait de conseiller le régime approprié à la personne en fonction de ses troubles. Un bon nutritionniste devrait savoir se servir de toutes ces possibilités de régimes existants. Cette connaissance nous a été insufflée par le Dr Kousmine.

Revenons à la méthode Kousmine

L'équilibre alimentaire saisonnier est un chapitre important de ce «retour aux habitudes de nos ancêtres» que prône le docteur Kousmine. Nous pouvons remarquer qu'en respectant l'équilibre des trois repas conseillé dans *Les 5 piliers de la santé*[1] avec toutes les variantes décrites de la crème Budwig, il devient possible et facile d'intégrer cette notion saisonnière dans l'équilibre alimentaire.

Cette prise de conscience demeure la deuxième étape dans ce voyage vers un meilleur équilibre alimentaire. Nous pouvons donner le conseil suivant à nos patients: d'abord, familiarisez-vous avec les bases alimentaires des trois repas, puis, peu à peu, aux rythmes des années, essayez d'intégrer de plus en plus ce rythme saisonnier: réapprendre à vivre avec les saisons.

---

[1] AMKI, Editions Jouvence 1993.

Toutes les traditions sont encore là pour nous montrer que c'est la voie vers un meilleur équilibre. Il existe un apport en vitamines, oligoéléments et enzymes certainement très approprié à chaque saison. L'équilibre acido-basique présente lui aussi son cycle annuel.

La période de diète ou de jeûne idéale demeure la fin de l'hiver, en février-mars.

L'intersaison été-automne est la période idéale pour une cure de fruits.

Adaptons-nous à ce cycle saisonnier

Dans la deuxième partie de ce fascicule nous avons classé les recettes de cuisine en fonction de leur contenu. Cela nous permettra de mieux nous adapter à chaque saison.

Le schéma d'alimentation du Dr Kousmine demeure toujours le même, nous le rappelons ici.

Schéma de base

Nous conseillons à tous nos patients les principes suivants :

① Trois repas quotidiens et un goûter en plus pour les enfants, les adolescents et les femmes enceintes.

Le petit déjeuner sera constitué par la crème Budwig, individualisée afin de l'adapter au goût et tolérance de chacun.

Le repas de midi sera aussi individualisé en fonction de la pathologie et des éventuelles intolérances alimentaires.

Le repas du soir se fera selon les mêmes principes que celui de midi mais sera plus léger et sans viande.

② Apprendre à se détendre pendant le repas et à bien mastiquer les aliments.

③ Utiliser autant que possible des produits frais, biologiques et non irradiés. Une attention particulière sera apportée à la qualité des huiles végétales qui devront être de *première pression à froid, garanties vierges et biologiques. Ces huiles seront conservées au réfrigérateur.* Pour les marques d'huile à utiliser, se référer aux constantes vérifications de la Fondation Kousmine. Afin de préserver un meilleur équilibre quotidien entre acides gras saturés, non saturés et polyinsaturés, nous conseillons généralement à nos patients d'utiliser l'huile de noix au petit-déjeuner, l'huile de tournesol à midi et l'huile d'olive le soir.

④ Respecter des périodes de repos digestif par la pratique de diètes régulières, courtes et faciles à réaliser.

⑤ Consommer des eaux de source de montagne ou minérales pauvres en nitrates et non chlorées. Ou bien utiliser des eaux de la ville filtrées afin d'éliminer les nitrates et le chlore.

Le filtre sera choisi en fonction de la composition de l'eau distribuée. Boire suffisamment entre les repas si possible.

⑥ Ménager une heure de marche-détente en plein air chaque jour ou bien sept heures durant le week-end.

Le petit déjeuner
La crème Budwig sera préparée en mélangeant différents ingrédients crus et frais dans un bol. Le mélange doit comporter cinq catégories d'aliments dans chacune desquelles on choisira un élément préféré ou conseillé.

1) **Le fromage ou équivalent : les aliments protéinés et l'huile vierge, biologique, première pression à froid**
- *soit avec laitage*

   4 c. à c. de fromage blanc 20 % et 2 c. à c. huile de lin, tournesol ou noix

   ou 1/2 yaourt nature et 2 c. à c. huile de lin ou tournesol ou noix

   ou 1 petit suisse 20 % et 2 c. à c. huile de lin ou tournesol ou noix
- *soit sans laitage*

   1/2 yaourt de soja et 2 c. à c. huile de lin ou tournesol ou noix

   ou 3 c. à c. de farine fraîchement moulue de tournesol ou sésame ou lin ou amandes.

   A diluer avec un peu d'eau ou lait de soja.

2) Les éléments sucrants

2 c. à c. de sucre intégral et biologique
ou 1 c. à c. miel et 1 c. à c. pollen
ou 3 c. à c. raisins secs
ou 1/2 banane mûre ou séchée
ou 2 figues sèches *ou* 3 pruneaux

3) Les céréales complètes et crues ou germées

2 c. à c. fraîchement et finement moulues, à choisir :

- *avec gluten :* avoine, orge
- *sans gluten :* riz complet, sarrasin décortiqué, millet, quinoa

N. B. Le blé cru est indigeste de même que le mélange de céréales.

4) Les oléagineux

2 c. à c. crus et biologiques, fraîchement moulus et/ou concassés, au choix (ne pas mélanger) : lin, tournesol, sésame, courge, amandes, noix, noisettes, pignons, cajou.

5) Les fruits

150 à 200 g de fruits crus de saison, si possible biologiques, ainsi que le jus d'un demi-citron.

On procédera comme suit :

- Bien mélanger le fromage blanc (ou équivalent) et l'huile dans un bol avec une fourchette jusqu'à ce que l'émulsion soit parfaite.
- Ajouter les aliments choisis dans les catégories 2, 3 et 4 ainsi que le jus du demi-citron.

- Compléter la crème obtenue avec les fruits coupés en morceaux.

  N. B.
  - Les fruits séchés pourront être trempés depuis la veille dans un peu d'eau de manière à augmenter leur digestibilité.
  - Les céréales pourront être consommées sous forme germées. Pour moudre les céréales, il est conseillé d'utiliser un moulin électrique à cuve métallique.
  - Les oléagineux pourront eux aussi être consommés germés.
  - Il est conseillé de varier les fruits en suivant les saisons et les goûts de chacun.
  - Le citron est un alcalinisant et non un acidifiant!
  - Il est possible de préparer aussi une assiette très décorative sans mélanger les éléments, hormis le fromage et l'huile qui doivent être émulsionnés.
  - Il existe de nombreuses variantes possibles. Le médecin naturopathe pourra vous suggérer certaines recettes adaptées aux différentes pathologies.

Le repas de midi
Ce repas devrait être équilibré et composé de quatre catégories d'aliments:
- 25 % de légumes crus de saison additionnés d'une sauce crue faite à partir d'une cuillerée à soupe d'huile vierge biologique et de

première pression à froid de tournesol, carthame, colza ou olive.
- 25 % de légumes cuits à la vapeur douce.
- 25 % de céréales complètes biologiques ou de pommes de terre biologiques (1 à 2 fois par semaine). Les céréales contenant du gluten sont le blé, le pilpil, le boulghour, l'épeautre, l'orge, l'avoine. Les céréales sans gluten sont le riz, le maïs, le millet et la quinoa. Ces céréales sont à consommer sous forme de pain ou de galettes ou de recettes de céréales.
- 25 % d'aliments plus protéinés qu'il est important de ne pas associer entre eux au même repas et que l'on suggère d'alterner chaque jour : viande de volaille, veau, bœuf, porc, agneau, provenant d'élevage biologique labelisé ; ou poisson frais ou fruits de mer ; ou œufs (2) provenant d'élevages biologiques ; ou légumineuses : pois chiche, lentilles, soja, haricots, tofu ; ou fromage, en éliminant tout fromage fermenté.

D'une manière générale, il est préférable de peu cuire les protéines animales. La vapeur est un très bon moyen de cuisson.

A la fin du repas, pour ceux qui ne peuvent pas se passer de saveur sucrée, une crème à base de lait de soja ou une tarte aux fruits nature ou une coupe de fruits cuits seront suggérées.

Le goûter
Les enfants, adolescents et femmes enceintes qui le réclament pourraient s'accommoder d'un goûter. Voici plusieurs exemples :

- salade de fruits frais avec un yaourt nature (soja ou lait de vache ou lait de brebis)
- fruits frais avec quelques oléagineux
- fruits séchés avec quelques oléagineux
- pain Essenien avec une cuillerée de miel et/ou 1 c. à c. de purée d'amandes.

Le repas du soir
Il sera pris le plus tôt possible. Il doit être léger, sans viande, conçu sur les mêmes principes que celui de midi. Si l'appétit manque le matin, c'est que le repas du soir a été trop abondant ou pris trop tard. Les personnes sédentaires ont besoin de deux repas par jour, matin et midi ; le complément du soir doit être modeste : fruits et yaourts, ou fruits et oléagineux, ou potage de légumes aux céréales accommodé d'une cuillère à soupe d'huile d'olive crue vierge, biologique, première pression à froid.

Un repas trop copieux le soir peut provoquer des malaises, des ballonnements, des gaz, des difficultés à trouver le sommeil ou un sommeil perturbé de cauchemars. Au réveil : une haleine forte, un enduit beige épais sur la langue, pas d'appétit et le mauvais réflexe est un café qui arrange tout en apparence.

Ces troubles sont très fréquents, chroniquement entretenus et témoins d'un très mauvais fonctionnement digestif par surcharge alimentaire. Ils sont responsables d'un pullulement microbien intestinal. Ils persistent aussi longtemps que les règles ne sont pas respectées. Ils sont un point de départ et une cause des maladies dégénératives.

Adaptation du schéma de base au rythme saisonnier

Au printemps-été

1) Pour la crème Budwig : on devra privilégier si possible la recette avec laitage et avec des céréales et des oléagineux de préférence germées. Bien évidemment on choisira des fruits de saison (se rapporter au calendrier des fruits et des légumes en fin de volume). Le miel associé au pollen remplacera le sucre de canne intégral.

2) Pour les repas de midi et du soir : il faudra privilégier, en ce qui concerne les apports protéinés, les œufs, le fromage (chèvre, brebis, vache) et le poisson plutôt que les légumineuses et la viande.

Concernant les féculents, on choisira les pommes de terre à la place des céréales qui pourront être évitées l'été.

Les apports en huile première pression à froid, vierges et biologiques resteront inchangés (se reporter aux conseils du médecin, dans le doute consommer colza et olive).

En automne-hiver
1) Pour la crème Budwig : on privilégiera si possible la crème sans laitage avec comme solution de remplacement plus d'oléagineux ou bien du yaourt de soja.

Bien évidemment les fruits d'automne-hiver seront à l'honneur. La saveur sucrée est de saison (fruits séchés d'automne).

2) Pour les repas de midi et du soir : on privilégiera comme apports protéinés les légumineuses, le poisson, les fruits de mer ou les viandes en limitant ou en évitant la consommation de fromage.

Les céréales seront les féculents préférés, les topinambours et les salsifis ne seront pas oubliés. La consommation de pommes de terre diminuera grandement.

Les apports en huile première pression à froid, vierges et biologiques resteront inchangés. C'est aussi la période où l'on pourra se permettre de consommer 10 à 30 grammes de beurre par jour.

□

Recettes et saisons

L'alimentation Kousmine n'est pas une alimentation végétarienne. Cependant, par manque d'espace, nous avons choisi d'omettre toutes les recettes à base de poisson et de viande qui sont beaucoup plus courantes

FARANDOLE DE CRUDITÉS

Pour un bon équilibre et digestion alimentaire, les repas doivent impérativement commencer par une assiette de crudités variées biologiques de préférence. Une bonne salade verte est la bienvenue, accompagnée d'autres crudités dont je vous donne quelques idées.

A vous de choisir votre salade, selon la saison (romaine, batavia, scarole, frisée, Trévise, sucrine, pissenlits avec ses fleurs, cresson, feuilles de chêne, endives, mâche, jeunes épinards, roquette, tétragone), nous sommes vraiment privilégiés quant au choix.

Les crudités de printemps

C'est le moment de faire une cure de graines germées (blé, lentilles, soja vert, fenugrec, cresson ou alfalfa, etc.) en ajoutant 1 c. à s. sur vos crudités.

Pissenlits en fleurs

Pissenlits ciselés, carottes râpées, navets râpés, ciboulette, croûtons à l'ail et fleurs, qui non seulement décorent, mais sont excellentes, riches en vitamines, avec sauce tahini.

Algues et carottes

Carottes râpées, algues réhydratées (aramé ou izikis), ail écrasé, persil, 1 c. à c. tamari, jus de citron, huile d'olive.

Carottes à la marocaine

Carottes râpées, navets râpés, raisins secs, graines de sésame grillées, ciboulette, avec sauce tahini.

Salade de chou

Chou blanc émincé, radis roses, navets râpés, quelques dés de comté, genièvre pelé, avec sauce tahini.

Eventail d'endives

Farcir les feuilles avec différentes sauces en ajoutant des navets et carottes râpées, présenter en éventail.

Chou-fleur mimosa

Bouquets de chou-fleur crus, ciboulette, persil, ail écrasé, carottes râpées, avec sauce à l'avocat et un jaune d'œuf dur émietté sur les bouquets.

Les crudités de l'été

C'est le moment de se rafraîchir.

Fenouils citronnés

Bulbe de fenouils émincés, carottes râpées, jus de citron, céleri en branche, persil, avec sauce au gingembre.

Salade bulgare

Betteraves crues râpées, concombre en rondelles, câpres ou cornichons, persil, ail écrasé, basilic, avec sauce au paprika.

Concombre à la crème

Rondelles de concombre, dés de tofu, ou féta, radis noirs râpés, lamelles de carottes, cerfeuil, avec sauce aux herbes.

Salade grecque

Tomates en quartiers, concombre en dés, oignon émincé, poivrons verts, olives noires, féta en dés, basilic, avec sauce tahini.

Salade italienne

Tomates en rondelles, intercalées avec mozzarella en fines tranches, persil, anchois, pignons, ciboulette, sauce au basilic.

Salade fermière

Tomates en quartiers, concombre en dés, poivron, dés de fromage de chèvre, persil, ail, sauce tahini.

Barquettes de céleri

Farcir les côtes de céleri avec plusieurs sauces, aux poivrons, aux herbes, au basilic, aux anchois, etc. et présenter en éventail.

Couronne de betteraves

Betteraves râpées, présenter en couronne sur un lit de verdure; placer au centre la super sauce énergétique, parsemer de persil et basilic, sauce au basilic.

Céleri rémoulade

Céleri-rave râpé, jus de citron, mayonnaise à la moutarde, persil. Bien mélanger.

Les crudités de l'automne

C'est le moment de faire une cure de choucroute crue.

Choucroute garnie

Choucroute crue, pommes en dés, carottes râpées, poivron, cerneaux de noix, ciboulette, persil, sauce au citron ou tahini.

Salade aux deux choux

Chou rouge et chou blanc râpés, pommes en dés, cerneaux de noix, oignon émincé, persil, sauce tahini.

Nids de betteraves

Betteraves râpées, présenter en nids sur lit de laitue au milieu desquels vous mettrez du radis noir râpé, parsemer de persil et oignon hachés, et une olive noire sur le radis, avec sauce au paprika.

Salade d'endives

Endives émincées, pommes en dés, céleri, carottes en rondelles, cerneaux de noix, persil, pamplemousse, sauce tahini.

Les crudités de l'hiver

C'est le moment de faire une cure d'algues : aramé, izikis, laitue de mer, dulce, etc.

Voici comment les assaisonner :

○ Tout d'abord les réhydrater en les faisant tremper 10 mn dans un bol d'eau, ensuite les égoutter (vous pouvez garder le jus et le boire en ajoutant du jus de citron).

○ Ajouter de l'ail écrasé, persil, 1 c. à s. de tamari, 2 c. à s. huile d'olive et un jus de citron. Bien mélanger.

Elles sont excellentes au goût et de plus très riches en vitamines, minéraux et oligo-éléments.

Méli-mélo aux algues

Betteraves râpées, chou rouge émincé, algues aramé et laitue de mer, ail, huile, citron, tamari.

Salade hivernale

Mâche, croûtons aillés, oignon émincé, chou blanc râpé, carottes râpées, quelques dés de fromage de chèvre, persil, noisettes pilées, sauce au citron.

Pamplemousse aux algues

Vider chaque demi-pamplemousse et garder leur chair. Mélanger les algues izikis, déjà assaisonnées, avec les morceaux de pamplemousse et la mayonnaise au citron, en garnir les coques, parsemer de persil.

Basconnaise au chou

Chou blanc râpé, choucroute, carottes et radis noirs râpés, ail écrasé, graines de tournesol, sauce paprika.

Avocat aux algues

Dans chaque demi-avocat, mettre le mélange suivant: carottes râpées, algues laitue du mer assaisonnées, mayonnaise au citron.

Salade forestière

Champignons émincés, carottes râpées, oignon haché, chou blanc émincé, pignons, persil, sauce au roquefort.

Chiffonnade de fenouils

Emincer le bulbe du fenouil, côtes de céleri, mâche, choucroute crue, ail, persil, sauce au paprika.

Crevettes et pamplemousse

Vider chaque demi-pamplemousse et garder la chair, la couper en morceaux et mélanger aux crevettes décortiquées et à la mayonnaise au citron. En garnir les coques et décorer avec une crevette sur le dessus.

Avocat en fête

Farcir chaque demi-avocat avec des carottes, des pommes râpées, du jus de citron, des crevettes en morceaux et de la mayonnaise au citron.

Salade royale

Frisée, mâche, croûtons aillés, truffe râpée, avocat en dés, endives, persil, sauce tahini.

PALETTE DES SAUCES POUR CRUDITÉS
pour 6 personnes

Sauce tahini

1 c. à s. purée de sésame (tahin)
1 jus de citron
2 c. à c. tamari
1 c. à s. huile de tournesol
1 c. à s. huile d'olive
1 c. à s. ciboulette
1 c. à s. persil
1 gousse d'ail écrasée

Sauce aux herbes

6 c. à s. fromage blanc à 20% ou tofu
2 gousses d'ail écrasées
1 jus de citron
1 c. à c. moutarde au citron
1 c. à s. cerfeuil haché
1 c. à s. persil
1 c. à s. ciboulette
1 c. à s. basilic
4 c. à s. huile d'olive
sel
Bien mixer le tout

Sauce à l'avocat (guacamole)

2 avocats
2 gousses d'ail écrasées
1 échalote
1 jus de citron
1 c. à s. ciboulette
250 g fromage blanc à 20% ou tofu
sel
Bien mixer le tout

Sauce au basilic

3 tomates fraîches pelées
3 c. à s. basilic haché
2 gousses d'ail écrasées
3 c. à s. huile d'olive
sel
Bien mixer le tout

Sauce aux anchois

1 yaourt de soja ou laitier
1 c. à c. crème d'anchois
1 c. à c. moutarde au citron
1 jus de citron
2 gousses d'ail écrasées
4 c. à s. huile d'olive ou tournesol
1 c. à s. persil
1 c. à c. aneth
Bien mixer

Sauce au paprika

1 yaourt de soja ou laitier
2 c. à c. tamari
1 jus de citron
1 c. à c. moutarde au citron
1 c. à c. paprika
1 c. à s. persil haché
Bien mixer le tout

Sauce au gingembre

250 g crème allégée 15% ou crème soja
1 c. à s. gingembre râpé
1 c. à c. moutarde au citron
1 jus de citron
1 c. à s. ciboulette hachée
sel
Bien mixer le tout

Sauce à l'orange

250 g crème allégée à 15% ou fromage
1 c. à s. purée d'amandes
1 jus d'orange
1 c. à s. zeste d'orange râpé
1 c. à s. huile de tournesol
sel

Sauce aux poivrons

1 poivron rouge haché
250 g fromage blanc à 20% ou tofu
1 c. à c. moutarde au citron
4 c. à s. huile d'olive
1 c. à s. ciboulette hachée
sel
Bien mixer le tout

Sauce au jus de carottes

250 g fromage blanc à 20% ou tofu
1 jus de carottes
1 c. à c. moutarde au citron
1 c. à c. câpres
1 gousse d'ail écrasée
1 c. à s. persil haché
1 c. à s. ciboulette
sel
Bien mixer

Sauce au citron

250 g crème allégée à 15% ou de soja
2 jus de citron
1 zeste de citron râpé
1 c. à c. moutarde au citron
1 c. à s. basilic haché
sel
Bien mixer

Crème aux concombres

1 concombre avec sa peau
1 oignon ou échalote hachés
1 c. à s. ciboulette
250 g crème de soja ou allégée à 15%
1 c. à c. moutarde au citron
sel
Bien mixer le tout

Sauce tartare

1 jaune d'œuf
1 c. à c. moutarde au citron
1 c. à s. câpres
2 cornichons au vinaigre
1 c. à s. persil
1 c. à s. cerfeuil
1 c. à s. estragon
1 jus de citron
sel, huile d'olive
Monter cette sauce avec le jaune d'œuf et l'huile et ajouter tout le reste.

Mayonnaise sans œuf

2 c. à s. purée d'amandes
1 c. à c. moutarde au citron
1/2 jus de citron
huile de tournesol ou olive
1 c. à s. persil
1 c. à c. levure alimentaire
sel

Mayonnaise au tofu

250 g de tofu émietté
1 c. à c. moutarde au citron
1 jus de citron
1 c. à s. ciboulette hachée
1 gousse d'ail écrasée
huile d'olive ou tournesol
sel

Super sauce
énergétique

1 avocat
10 rondelles de concombre
1 carotte coupée en dés
1 tranche de poivron
1 gousse d'ail
2 jus de citron
2 c. à s. graines germées (au choix)
1 c. à s. algues réhydratées
1 c. à s. persil
1 c. à s. ciboulette
1 c. à s. basilic
3 c. à s. huile d'olive ou tournesol
1 verre d'eau salée
Bien mixer le tout
Cette sauce accompagne les crudités.

Sauce tapenade

250 g olives noires dénoyautées
2 filets d'anchois
1 c. à s. câpres
2 gousses d'ail
4 c. à s. huile d'olive
Bien mixer le tout
Excellente sur de petits toasts.

Crème de pois chiche
(houmous)

250 g de pois chiche cuits
2 c. à s. purée de sésame (tahin)
3 gousses d'ail écrasées
1 jus de citron
1/2 c. à c. paprika
1/2 c. à c. cumin
1 c. à s. ciboulette
1 c. à s. persil
4 c. à s. huile d'olive
Bien mixer le tout
Excellente pour accompagner les légumes à la vapeur.

Mousse aux épices

2 oignons émincés
250 g fromage blanc à 20% ou tofu
1/2 c. à c. curcuma
1/2 c. à c. paprika
1/2 c. à c. cumin
2 c. à s. huile d'olive
sel
1 c. à s. ciboulette

Cuire à l'étouffée les oignons 5 mn. Ajouter les épices, donner quelques tours, et, hors du feu, ajouter le fromage, ciboulette, sel. Bien mixer le tout. Excellente pour accompagner les légumes à la vapeur ou les poissons.

Caviar végétal

200 g olives noires hachées
100 g noix concassées
1 gousse d'ail écrasée
1 c. à s. huile d'olive

Bien mélanger le tout
Excellent sur les toasts.

Moussaka d'aubergines

2 aubergines cuites au four (coupées en deux)
3 gousses d'ail
1 jus de citron
10 olives noires hachées
1 c. à s. persil
1 c. à s. ciboulette

Prélever la chair des aubergines et la mélanger aux autres ingrédients. Bien mixer.
Accompagne les légumes vapeur ou pour toasts.

MODES DE CUISSON

Quatre cuissons sont retenues : **vapeur**, **cuisson à l'eau**, **cuisson à l'étouffée** et **four traditionnel**. Surtout pas de four à micro-ondes ou cocotte-minute qui détruisent les aliments.

Cuisson à l'étouffée : elle peut se faire avec huile + eau pour éviter la friture ou simplement avec 1/2 verre d'eau, l'huile est rajoutée hors cuisson.

Cette cuisson peut être remplacée par la cuisson à la vapeur ; le goût étant sensiblement différent.

Les malades devraient opter pour la cuisson à la vapeur.

Temps de cuisson à la vapeur

Ne pas trop faire cuire le légume, il doit rester ferme sous la dent.

Légumes (vapeur)

Artichauts 25 mn
Asperges 25 mn
Endives 15 mn
Epinards 2 mn
Carottes en bâtonnets 10 mn
Céleri-rave en tranches 10 mn
Courgettes coupées en deux 10 mn
Champignons émincés 15 mn
Chou vert en tranches 15 mn
Chou-fleur et brocoli en bouquets 20 mn
Côtes de blettes 20 mn
Feuilles de blettes 5 mn
Fenouils en quartiers 20 mn
Haricots verts 25 mn
Navets entiers 25 mn
Navets émincés 10 mn
Petits pois 15 mn
Poivrons entiers 10 mn
Poivrons émincés 5 mn
Pommes de terre entières 20 mn

Pommes de terre en rondelles 10 mn
Poireaux entiers 15 mn
Poireaux émincés 7 mn
Potimarron ou potiron coupés en morceaux 15 mn

Légumineuses (vapeur)

Haricots secs (trempés la veille) 30 mn
Lentilles (trempées la veille) 20 mn
Pois chiche (trempés la veille) 30 mn

Céréales (vapeur ou cuites à l'eau)

Boulghour (2 volumes d'eau) 15 mn
Couscous (mouiller le grain deux fois) vapeur 15 mn
Quinoa (2 volumes d'eau) 20 mn
Millet (2 volumes d'eau) 20 mn
Orge (3 volumes d'eau) trempé la veille 45 mn
Epeautre (3 volumes d'eau) trempé la veille 45 mn
Maïs semoule (2 volumes d'eau) 20 mn
Riz complet (2 volumes d'eau) trempé la veille 30 mn
Sarrasin (trempé 2 h) vapeur 20 mn
Boulghour, quinoa, millet peuvent aussi être cuits à la vapeur, mais ils doivent être trempés 2 h dans l'eau 20 mn

Œufs (vapeur)

Coques 5 mn
Mollets 7 mn
Durs 8 mn

Fruits (vapeur)

Pêches, nectarines, poires 5 mn
Bananes mûres 5 mn
Pommes 10 mn
Châtaignes 30 mn

PLATS CUISINÉS DES QUATRE SAISONS

Le printemps

C'est le renouveau ! La période où l'énergie puissante renaît, après un long sommeil. La sève des arbres monte, les fleurs s'épanouissent, les oiseaux chantent, les nouveaux légumes arrivent à foison, tout est beauté, émerveillement. Merci Dame Nature, la terre est vraiment notre Mère nourricière, suivons-la pas à pas et surtout respectons-la.

Notre corps aussi a besoin de renouveau, aussi allons-nous alléger nos menus qui seront composés des nouveaux légumes, accompagnés de laitages et œufs.

Sommaire des recettes
(pour 6 personnes)

Cassolette de légumes au crumble de noisettes

Chou-fleur aux épices

Courgettes aux amandes

Courgettes et pois gourmands aux câpres

Curry végétarien

Flan aux asperges

Gâteau roulé aux courgettes

Hochepot printanier

Quenelles aux épinards et orties

Quiche aux brocolis

Roulades de chou vert

Tajine au tofu

Tarte aux épinards et pignons

Terrine de carottes aux légumes

Tourte aux poireaux

Cassolette de légumes au crumble de noisettes

4 courgettes
3 pommes de terre
2 oignons
200 g fromage de chèvre
1 c. à c. herbes de Provence
2 c. à s. huile d'olive
sel

1) Couper en dés les courgettes et les pommes de terre.
2) Cuire à l'étouffée les oignons émincés 5 mn. Ajouter les courgettes, les pommes de terre, les herbes, le sel et cuire 10 mn.
3) Préparer le crumble en mélangeant la farine, l'huile, les noisettes, bien malaxer pour obtenir un granuleux.
4) Mettre les légumes en cassolette ou plat à gratin, émietter au-dessus le fromage de chèvre et recouvrir de crumble.
5) Mettre au four à 180°, 15 mn.

Chou-fleur aux épices

1 chou-fleur, 3 carottes
2 oignons
2 branches de céleri
1 c. à c. gingembre
1/2 c. à c. curcuma
1/2 c. à c. cumin
2 c. à s. crème allégée ou de soja
2 c. à c. farine bise
2 cubes végétaux
1/2 l d'eau
2 c. à s. huile d'olive
2 c. à s. persil

1) Détailler le chou-fleur en bouquets, couper les carottes et le céleri en tronçons.
2) Cuire à l'étouffée les oignons émincés 5 mn. Ajouter les épices, donner quelques tours.
3) Ajouter les légumes, les cubes végétaux, l'eau et cuire 20 mn.
4) Lier la farine avec un peu d'eau et la crème et verser sur vos légumes. Laisser mijoter 2 mn. Ajouter le persil.
Accompagner de fromage ou d'œuf à la coque.

Courgettes aux amandes

4 courgettes
3 pommes de terre
2 oignons
200 g ricotta ou brousse
1 c. à c. origan
50 g amandes effilées, grillées
2 c. à s. huile d'olive
sel

1) Couper les courgettes en petits tronçons et les pommes de terre en dés.
2) Cuire à l'étouffée les oignons émincés 5 mn. Ajouter l'origan, donner quelques tours. Ajouter les courgettes, pommes de terre et cuire 15 mn.
3) Parsemer de ricotta et laisser fondre 5 mn. Mettre dans votre plat de service et recouvrir d'amandes grillées.

Courgettes et pois gourmands aux câpres

1 kg pois gourmands
4 courgettes
2 oignons émincés
2 gousses d'ail
2 c. à s. câpres
1 jus de citron
10 olives noires
1 c. à s. basilic
2 c. à s. huile d'olive
sel

1) Couper les courgettes en gros dés en laissant la peau.
2) Cuire à l'étouffée les oignons et l'ail 5 mn. Ajouter les courgettes, les pois gourmands, les olives, l'eau et cuire encore 15 mn.
3) Hors du feu, ajouter le jus de citron, les câpres, le sel et le basilic. Accompagner de fromage ou d'œuf à la coque.

Curry végétarien

250 g chou-fleur
300 g pommes de terre
200 g carottes
200 g haricots verts
200 g petits pois écossés
2 oignons émincés
1 c. à c. gingembre râpé
1/2 c. à c. cumin
1/2 c. à c. paprika
2 gousses d'ail écrasées
1 pincée de Cayenne
2 cubes végétaux
1/2 l d'eau
2 c. à s. farine bise
2 c. à s. huile d'olive
2 c. à s. persil haché

1) Mettre le chou-fleur en bouquets, couper les autres légumes en dés.
2) Cuire à l'étouffée les oignons 5 mn. Ajouter les épices, l'ail, donner quelques tours. Ajouter tous les légumes, les cubes végétaux et l'eau. Cuire 25 mn.
3) Délayer la farine avec un peu d'eau, verser sur les légumes, laisser épaissir 2 mn.
Accompagner de poisson ou d'œuf.

Flan aux asperges

1 kg asperges vertes
3/4 l lait de soja ou laitier
2 c. à s. crème allégée ou de soja
6 œufs
1 pincée de muscade, sel

1) Cuire les asperges pelées 25 mn à la vapeur, laisser refroidir, les couper en morceaux.
2) Battre les œufs, la crème, le lait, la muscade, le sel. Ajouter les asperges.
3) Mettre en moule et cuire au bain-marie 30 mn, four à 180°.
Peut se faire avec des courgettes ou des poireaux.

Gâteau roulé aux courgettes

4 œufs
2 courgettes
2 c. à s. farine
100 g parmesan ou comté
200 g champignons
1 oignon émincé
1 c. à c. herbes de Provence

2 c. à s. farine bise
2 c. à s. huile d'olive
20 cl lait de soja ou laitier
sel

1) Dans un bol mixeur, mettre les courgettes en morceaux, les réduire en purée. Ajouter les jaunes d'œufs, la farine, 50 g de râpé, sel et bien mixer.
2) Battre en neige les blancs d'œufs et les incorporer délicatement aux courgettes. Etaler sur une plaque rectangulaire tapissée d'un papier sulfurisé, huilé, et cuire 15 mn, four moyen à 180°.
3) Saupoudrer une autre feuille sulfurisée de parmesan et démouler dessous le roulé de courgettes.
4) Pendant que votre gâteau se cuit, cuire à l'étouffée l'oignon et les champignons 10 mn. Ajouter la farine, le lait, le sel, les herbes et cuire encore 5 mn.
5) Répartir la garniture sur le gâteau et le rouler.

Hochepot printanier

6 carottes
3 poireaux
2 oignons
4 navets
2 côtes de céleri
6 pommes de terre
2 gousses d'ail
1 bouquet garni
100 g de comté
2 cubes végétaux

1) Préparer vos légumes, les laisser entiers.
2) Mettre dans un faitout tous les légumes avec le morceau de comté et les cubes végétaux.
3) Couvrir d'eau chaude et cuire 40 mn.
Accompagner de sauce aux poivrons ou mousse aux épices. Peut se servir avec un poisson.

Quenelles aux épinards et orties

500 g pommes de terre
100 g farine bise
3 c. à s. fromage blanc à 20% ou tofu
1 kg épinards
1 bouquet d'orties
2 oignons hachés
2 gousses d'ail
1 c. à c. coriandre
1 c. à c. muscade
1 c. à c. herbes de Provence
150 g comté râpé
2 cubes végétaux
3/4 l d'eau
1 jus de citron
2 c. à s. farine pour lier le jus

1) Cuire les pommes de terre en morceaux et les oignons 20 mn à la vapeur. Ajouter les épinards, les orties 2 mn. Mettre le tout en purée.
2) Ajouter la farine, le fromage blanc, l'ail, les épices, les herbes, la moitié du râpé, le sel. Bien amalgamer.
3) Former les quenelles et les pocher dans le bouillon fait avec les cubes végétaux, cuire 5 mn. Les mettre dans le plat de service.
4) Prélever 1/2 l de bouillon et le lier avec la farine, cuire 5 mn. Ajouter le jus de citron.
5) Napper les quenelles et parsemer du râpé restant.

Quiche aux brocolis

1/2 kg brocolis en bouquets
2 oignons émincés
2 gousses d'ail écrasées
3 œufs
1/4 l lait de soja ou laitier
100 g fromage de chèvre
100 g comté râpé
1 c. à c. origan
1 c. à c. muscade
1 c. à s. persil
sel

1) Cuire les brocolis et les oignons 15 mn à la vapeur.
2) Battre les œufs avec le lait, oignon, muscade, ail, persil, sel.

3) Foncer une moule à tarte huilé avec la pâte, cuire 10 mn au four. Ajouter les brocolis, les oignons, les fromages et verser la préparation aux œufs. Remettre au four 25 mn, à 180°.

3) Ajouter les œufs battus, la levure alimentaire, le sel.
4) Farcir les feuilles de chou, les rouler et déposer au-dessus une lamelle de comté. Mettre au four 20 mn, à 180°.

Roulade de chou vert

12 feuilles de chou
200 g de champignons hachés
2 courgettes hachées
2 oignons hachés
100 g de comté râpé
1 c. à c. herbes de Provence
1 c. à c. coriandre
2 œufs
2 c. à s. levure alimentaire
2 c. à s. huile d'olive
sel

1) Cuire les feuilles de chou à la vapeur 10 mn, les sécher sur un torchon.
2) Cuire à l'étouffée les oignons, les champignons hachés, les courgettes, les herbes, la coriandre, durant 10 mn.

Tajine au tofu

1 kg pommes de terre
300 g de tofu
2 poireaux
3 carottes
2 courgettes
2 navets
100 g champignons émincés
2 oignons émincés
2 c. à s. tamari
1 c. à c. cumin
1 c. à c. curcuma
2 cubes végétaux
1 c. à s. huile d'olive
2 c. à s. farine bise

1) Couper le tofu en gros cubes, l'arroser de tamari, laisser macérer 15 mn.
2) Tous les légumes seront coupés en dés.

3) Cuire à l'étouffée les oignons 5 mn. Ajouter les champignons et cuire encore 5 mn. Ajouter les épices et donner quelques tours.
4) Mettre tous les légumes, les cubes végétaux, le tofu, couvrir d'eau et cuire 20 mn.
5) Diluer dans un peu d'eau les 2 c. de farine, verser sur les légumes et laisser épaissir 5 mn. Servir en tajine ou autre.

Tarte aux épinards et pignons

250 g pâte brisée
1 kg épinards
2 oignons émincés
2 gousses d'ail écrasées
200 g fromage de chèvre
50 g parmesan
1/2 c. à c. muscade
1/2 c. à c. origan
2 c. à s. huile d'olive
sel
3 c. à s. pignons

1) Les épinards seront passés 2 mn à la vapeur. Les hacher.
2) Les oignons seront cuits à l'étouffée 5 mn. Ajouter l'ail, la muscade, l'origan, donner quelques tours.
3) Ajouter les épinards, le parmesan et le sel.
4) Etaler votre pâte dans le moule à tarte (en garder une petite boule pour les lanières du dessus), garnir avec les épinards et parsemer de fromage de chèvre.
5) Mettre en croisillons les lanières de pâte et enfourner 25 mn, four à 180°.

Terrine de carottes aux pignons

1 kg carottes
2 oignons émincés
3 gousses d'ail
3 c. à s. semoule de maïs
3 œufs
10 cl. lait de soja ou laitier
1 c. à s. persil haché
1 c. à c. coriandre
100 g comté râpé
2 c. à s. pignons
2 c. à s. huile d'olive
sel

1) Cuire les carottes coupées en dés à la vapeur 15 mn et les mettre en purée.
2) Les oignons seront cuits à l'étouffée 5 mn.
3) Cuire la semoule de maïs dans le lait 15 mn jusqu'à épaississement.
4) Mélanger à la purée de carottes, les oignons, la semoule cuite, les œufs battus, l'ail, les herbes, le râpé.
5) Mettre dans votre moule huilé, parsemer de pignons et mettre au four au bain-marie 40 mn.

Tourte aux poireaux

300 g poireaux
3 œufs
1 jaune d'œuf pour dorer
3 c. à s. crème allégée ou de soja
100 g fromage de chèvre frais
1 c. à c. marjolaine ou origan
1 c. à c. muscade
sel

1) Partager la pâte en deux
2) Foncer le moule à tarte avec la première pâte. Etaler les poireaux émincés, le fromage émietté, la crème, la marjolaine, la muscade et les œufs battus, saler.
3) Recouvrir de la deuxième pâte, souder bien les bords et dorer à l'œuf à l'aide d'un pinceau. Faire un petit trou au centre pour la vapeur.
4) Enfourner à 180°, 35 mn.

L'été

Cette période fait penser aux vacances, la chaleur nous accable, aussi avons-nous besoin de fraîcheur et avec grand plaisir nous dégusterons les bons cocktails de fruits qui s'offrent à nous. Les menus seront aussi allégés, les bonnes crudités prendront la première place.

Sommaire des recettes
(pour 6 personnes)

Artichauts farcis
Aubergines au fromage de chèvre
Carottes au curry et aux raisins
Cœur de céleri au jus
Curry de haricots blancs
Farcis estival
Haricots verts à la moutarde
Médaillons d'aubergines à la tomate

Quiche aux aubergines et aux tomates
Soupe au pistou
Taboulé aux raisins
Tarte aux oignons et à la féta
Tofu à la pépéronata
Tourte aux blettes et fromage de chèvre
Tourte à la ratatouille

Artichauts farcis

6 artichauts
200 g fromage de chèvre frais
2 pommes
2 c. à s. ciboulette hachée
1 citron
1 c. à c. paprika
3 tomates en rondelles
1 c. à s. persil haché
2 gousses d'ail écrasées

1) Couper le bout des artichauts, les cuire à la vapeur 25 mn. Enlever le foin du milieu.
2) Préparer la farce avec pommes râpées, fromage, ciboulette, sel, ail, jus de citron.
3) Dans un plat allant au four, huiler et mettre les rondelles de tomates, ail, persil, sel, cuire au four 15 mn.
4) Farcir les artichauts et les déposer sur les tomates, laisser encore au four 10 mn. Au moment de servir saupoudrer de paprika.

Aubergines au fromage de chèvre

6 aubergines
3 tomates
2 oignons émincés
2 gousses d'ail écrasées
200 g fromage de chèvre frais
2 c. à s. basilic
2 c. à s. huile d'olive
1 citron
50 g comté râpé
sel

1) Couper les aubergines en deux dans le sens de la longueur, prélever la chair du centre, la citronner.
2) Les oignons seront cuits à l'étouffée avec la chair des aubergines 10 mn.
3) Ajouter les tomates concassées, l'ail, le basilic, laisser mijoter encore 10 mn, incorporer le fromage de chèvre et bien mélanger.
4) Farcir les aubergines avec cette farce, parsemer de comté râpé et enfourner 30 mn, four à 180°.

Carottes au curry et aux raisins

1 kg carotte
1 oignon haché
1 c. à c. curry
1 c. à c. moutarde au citron
2 c. à s. huile d'olive
2 c. à s. raisins secs
1 jus de citron
sel

1) Couper les carottes en bâtonnets, les cuire à la vapeur 10 mn.
2) Faire tremper les raisins 15 mn pour les réhydrater.
3) Mélanger la moutarde, le curry, avec l'huile et le jus de citron, saler.
4) L'oignon sera cuit à l'étouffée 5 mn. Ajouter les raisins, les carottes et laisser mijoter 5 mn. Hors du feu, ajouter la sauce au curry. Bien mélanger et servir.
Accompagner d'un poisson.

Cœurs de céleri au jus

6 cœurs de céleri
4 tomates concassées
200 g champignons émincés
2 oignons émincés
1 verre d'eau vinaigrée (vinaigre de cidre)
1 c. à c. thym
1 c. à c. coriandre
sel

1) Les oignons seront cuits à l'étouffée 5 mn. Ajouter les champignons et cuire encore 10 mn.
2) Ajouter les tomates, le thym, la coriandre et laisser mijoter 10 mn.
3) Mettre les cœurs de céleri, ajouter l'eau vinaigrée, le sel et cuire 25 mn à couvert.
Accompagner d'un poisson.

Curry de haricots blancs

700 g haricots écossés
3 carottes coupées en bâtonnets
1 poivron émincé
2 gousses d'ail écrasées
2 oignons émincés
1/2 c. à c. curcuma
1/2 c. à c. cumin
1/2 c. à c. paprika
1/2 c. à c. gingembre
1 pincée de Cayenne (facultatif)
2 cubes végétaux
1/2 l d'eau
2 c. à s. farine bise
2 c. à s. huile d'olive
1 c. à s. persil haché
1 c. à s. basilic haché

1) Les haricots seront passés à la vapeur 10 mn.
2) Les oignons et le poivron seront cuits 5 mn à l'étouffée. Ajouter toutes les épices, donner quelques tours.
3) Ajouter les haricots, les carottes, les cubes végétaux, l'eau et cuire à couvert 25 mn.
4) Délayer la farine avec un peu d'eau et l'ajouter aux haricots, laisser épaissir 2 mn.
Hors du feu, ajouter le persil et le basilic.

Farcis estival

3 aubergines
3 courgettes, 6 tomates
3 poivrons rouges
300 g champignons hachés
2 oignons hachés
1 c. à c. gingembre
1 c. à s. ciboulette hachée
2 gousses d'ail écrasées
6 olives noires
2 œufs
100 g de comté râpé ou tofu
3 c. à s. huile d'olive
sel

1) Couper en deux, dans le sens de la longueur, les aubergines et les courgettes. Prélever leur chair, la couper en petits morceaux, creuser aussi les tomates et garder la chair.

Epépiner les poivrons et les couper également en deux.
2) Les oignons, les champignons et l'ail seront cuits à l'étouffée 5 mn. Ajouter la chair des légumes, la ciboulette, le gingembre et cuire encore 5 mn. Ecraser bien le tout, ajouter les morceaux d'olive, les œufs, le fromage et le sel.
3) Farcir tous les légumes et mettre au four à 180°, 30 mn.

Haricots verts à la moutarde

1 kg haricots verts
2 oignons émincés
2 gousses d'ail écrasées
200 g crème allégée à 15%
2 c. à c. moutarde au citron
1 jus de citron
1 poivron rouge émincé
sel

1) Cuire à la vapeur les haricots 25 mn.
2) Les oignons, le poivron et l'ail seront cuits à l'étouffée 5 mn. Ajouter la crème, la moutarde, le jus de citron, le sel et verser sur les haricots. Servir chaud. Accompagner d'un chèvre chaud sur canapé.

Médaillons d'aubergines à la concassée de tomates

5 aubergines coupées en rondelles de 2 cm d'épaisseur
1 kg tomates concassées
2 oignons émincés
2 feuilles de laurier
1 bouquet d'estragon haché
1 c. à s. persil haché
2 c. à s. huile d'olive
150 g parmesan râpé
2 gousses d'ail écrasées
sel

1) Parsemer les rondelles d'aubergines de parmesan et les mettre au four à 180° durant 25 mn.
2) Les tomates concassées seront cuites avec les oignons, le laurier, l'ail,

le persil et le sel pendant 15 mn.
3) Présenter les médaillons d'aubergines sur la concassée de tomates.

Quiche aux aubergines et tomates

200 g pâte brisée
1 aubergine coupée en tranches fines
3 tomates coupées en rondelles
3 œufs
4 c. à s. crème allégée ou de soja
1 c. à c. marjolaine
100 g de comté râpé, sel

1) Etaler la pâte dans votre tourtière.
2) Mettre une couche d'aubergines, une couche de tomates, parsemer de marjolaine et de râpé.
3) Battre les œufs avec la crème, le sel et verser sur les légumes.
4) Enfourner 30 mn, four à 180°.

Soupe au pistou

C'est beaucoup plus un plat complet qu'une simple soupe.
2 poireaux, 3 carottes
2 navets, 1 courgette
4 pommes de terre
1 branche de céleri
2 oignons
200 g haricots verts
300 g haricots à égrener, écossés
50 g de coquillettes

Pistou
2 tomates pelées, épépinées
3 gousses d'ail
1 bouquet de basilic
2 c. à s. huile d'olive
50 g de comté râpé
sel

1) Les haricots à égrener et les pommes de terre seront passés à la vapeur 10 mn.
2) Couper tous les légumes en petits dés, les mettre dans votre faitout et couvrir d'eau chaude. Les haricots et les pommes de terre auront été ajoutés. Cuire durant 20 mn.

3) Ajouter les coquillettes et cuire encore 3 mn.
4) Préparer le pistou, mettre tous les ingrédients dans un bol mixeur, bien mixer et hors du feu l'ajouter à votre soupe. Laisser macérer une bonne demi-heure ou plus si possible. Préparer la veille c'est encore meilleur.

Taboulé aux raisins

400 g couscous complet (fin)
3 citrons pressés
1 concombre coupé en dés
3 tomates coupées en dés
1 poivron rouge coupé en dés
1 c. à s. raisins secs réhydratés
1 oignon coupé en morceaux
1 bouquet de menthe ciselée
1 c. à s. persil haché
3 c. à s. huile d'olive, sel

1) Humecter le couscous avec de l'eau tiède. Bien remuer.
2) Ajouter le citron, le concombre, le poivron, l'oignon et les tomates. Bien mélanger.
3) Parsemer de menthe et de persil. Ajouter l'huile, le sel, les raisins secs et mettre au frais durant 3 h.

Tarte aux oignons et à la féta

200 g pâte levée ou brisée
1 kg oignons émincés
3 c. à s. huile d'olive
100 g de féta émiettée
100 g fromage blanc à 20%
2 c. à c. origan

1) Les oignons seront cuits à l'étouffée 10 mn.
2) Mélanger la féta et le fromage blanc.
3) Etaler la pâte dans la tourtière, y verser les oignons, l'origan, garnir le dessus avec de petits tas de féta et mettre au four à 180°, 25 mn.
Accompagner de légumes verts à la vapeur.

Tofu à la pépéronata

300 g tofu
4 oignons émincés
2 gousses d'ail écrasées
2 poivrons rouges émincés
2 poivrons verts émincés
4 tomates concassées
2 c. à s. câpres
3 c. à s. huile d'olive
2 feuilles de laurier
2 c. à s. tamari
2 c. à s. persil haché

1) Couper le tofu en gros cubes, les faire macérer dans le tamari 15 mn.
2) Les oignons et les poivrons seront cuits à l'étouffée 5 mn. Ajouter les tomates, le laurier et cuire encore 10 mn. Saler.
3) Hors du feu, ajouter les câpres et le persil. Mettre dans votre plat de service et présenter les cubes de tofu sur le dessus.

Tourte aux blettes et fromage de chèvre

300 g pâte brisée
1 bouquet de blettes
250 g fromage de chèvre
2 oignons émincés
2 gousses d'ail écrasées
1 c. à c. coriandre
1 c. à c. gingembre
1 pincée de muscade
2 c. à s. huile d'olive
5 olives noires
1 jaune d'œuf, sel

1) Partager la pâte en deux.
2) Couper les blettes et séparer les côtes des feuilles. Cuire les côtes 15 mn à la vapeur et ajouter les feuilles 5 mn. Hacher le tout.
3) Les oignons et l'ail seront cuits à l'étouffée 5 mn. Ajouter la coriandre, le gingembre, la muscade, donner quelques tours et ajouter les blettes hachées. Saler et bien mélanger.
4) Foncer votre moule à tarte avec la première pâte. Etaler les blettes, parsemer de fromage de chèvre et ajouter les morceaux d'olive.

5) Recouvrir de la deuxième pâte, bien souder les bords et faire un petit trou au centre pour la vapeur. Dorer à l'œuf et enfourner à 180°, 30 mn.

Tourte à la ratatouille

300 g pâte brisée
2 oignons émincés
2 gousses d'ail écrasées
1 aubergine coupée en dés
2 courgettes coupées en dés
1 poivron rouge coupé en dés
3 tomates concassées
1 c. à s. persil haché
1 c. à s. basilic haché
1 c. à c. herbes de Provence
2 c. à s. huile d'olive
1 œuf
sel

1) Préparer la ratatouille. Les oignons et le poivron seront cuits à l'étouffée 5 mn. Ajouter l'aubergine, les courgettes et cuire encore 10 mn.
2) Ajouter les tomates, l'ail, les herbes, le sel et cuire 15 mn. Laisser tiédir.
3) Etaler la première pâte dans votre tourtière et garnir de ratatouille.
4) Recouvrir de la deuxième pâte, bien souder les bords et dorer à l'œuf. Mettre au four à 180°, 30 mn.
(Ne pas oublier de faire un petit orifice au centre de la pâte pour la vapeur.)

L'automne

Les premières fraîcheurs se font sentir, la nature s'apaise tout en nous montrant ses couleurs chatoyantes, véritable palette de peintre. Les céréales font leur apparition dans nos greniers ; d'où des menus plus consistants. Les champignons se montrent dans nos forêts ainsi que les châtaignes.

Sommaire des recettes
(pour 6 personnes)

- Choucroute végétarienne
- Chou rouge aux châtaignes
- Crêpes de sarrasin farcies
- Fenouils aux amandes
- Gâteau de polenta aux pignons
- Lasagnes aux champignons
- Millet au tofu et légumes
- Paella végétarienne
- Patates douces à la marocaine
- Paupiettes de chou au fromage de chèvre
- Potée ardéchoise
- Potimarron à la mousse de poireaux
- Risotto aux cèpes et carottes
- Salsifis aux herbes
- Tourte aux épinards et châtaignes

Choucroute
végétarienne

600 g choucroute crue
600 g pommes de terre
1/4 l d'eau vinaigrée
(vinaigre de cidre qui
remplace le vin blanc)
1 c. à s. graines de
genièvre
2 oignons émincés
2 c. à s. huile d'olive
sel

1) Les pommes de terre coupées en 4 seront cuites à la vapeur 10 mn.
2) Les oignons seront cuits à l'étouffée 5 mn. Ajouter la choucroute, les pommes de terre, le genièvre, l'eau vinaigrée et laisser mijoter 20 mn. Saler.
Accompagner de saucisses de soja grillées à la poêle ou passées à la vapeur.

Chou rouge
aux châtaignes

1 chou rouge émincé
3 pommes émincées
1 kg de châtaignes cuites,
décortiquées
2 oignons émincés
1 c. à s. baies de genièvre
1 c. à c. coriandre
2 c. à s. huile d'olive
3 c. à s. vinaigre de cidre
sel

1) Le chou sera cuit à la vapeur 10 mn.
2) Les oignons sont cuits à l'étouffée 5 mn. Ajouter le genièvre, la coriandre, donner quelques tours. Ajouter le chou, le vinaigre, un verre d'eau, sel et cuire encore 10 mn.
3) Ajouter les châtaignes, les pommes et laisser mijoter 10 mn.
Accompagner d'œufs coque.

Crêpes de sarrasin farcies

Pâte à crêpes
150 g farine de sarrasin
1 œuf battu
1 c. à s. huile d'olive
1 pincée de sel
1/2 l lait de soja ou laitier
Farce
5 poireaux émincés
200 g fromage de chèvre frais
50 g crème allégée ou tofu
1 c. à c. coriandre
sel

1) Préparer la pâte à crêpes. Laisser reposer 1/2 à 1 h.
2) Les poireaux seront cuits à la vapeur 7 mn. Les mettre dans un saladier et mélanger avec le fromage émietté, la crème, la coriandre, le sel.
3) Cuire vos crêpes et les farcir au fur et à mesure, les rouler, les maintenir au four tiède.
Elles peuvent aussi se farcir aux épinards, au chou, au tofu ou aux blettes.

Fenouils aux amandes

6 fenouils
150 g gruyère râpé
3 c. à s. amandes effilées grillées
bouillon:
- 1 cube végétal
- 1/4 l d'eau
1 c. à s. farine bise
1 c. à s. huile d'olive
1 c. à c. aneth

1) Couper les fenouils en quatre, les cuire dans le bouillon végétal 20 mn, les retirer et les placer dans un plat à gratin.
2) Lier le bouillon avec la farine, ajouter le râpé, cuire 2 mn.
3) Napper les fenouils de cette sauce, ajouter l'aneth et les amandes grillées.
4) Mettre à gratiner 15 mn, four à 180°. Accompagner d'une céréale au choix.

Gâteau de polenta aux pignons

300 g semoule de maïs
3 œufs
2 poivrons rouges en dés
2 côtes céleri en dés
1 tomate concassée
2 carottes coupées en dés
1/2 c. à c. cumin
1/2 c. à c. origan
2 c. à s. pignons
2 c. à s. huile d'olive
1 c. à s. persil haché
3/4 l bouillon (2 cubes végétaux + eau)
2 oignons hachés
2 gousses d'ail écrasées

1) Cuire la semoule avec le bouillon 15 à 20 mn. Bien laisser épaissir.
2) Passer à la vapeur tous les légumes coupés finement, 10 mn. Sauf les oignons et l'ail.
3) Cuire à l'étouffée les oignons et l'ail 5 mn. Ajouter les épices et donner quelques tours. Ajouter les pignons, les légumes, les œufs battus et la semoule. Bien mélanger le tout.
4) Mettre en moule huilé et cuire au four à 180°, 30 mn. Accompagner de poireaux vapeur.

Lasagnes aux champignons

1 paquet de lasagnes
6 tomates concassées
2 oignons hachés
200 g champignons hachés
100 g comté râpé
1 c. à s. basilic haché
1 c. à s. persil haché
2 gousses d'ail écrasées
2 feuilles de laurier
2 c. à s. huile d'olive, sel

1) Préparer la sauce tomate avec les oignons, les champignons, les tomates, le laurier et laisser cuire 20 mn.
2) Ajouter aux tomates, l'ail, le basilic, le persil, le sel, l'huile. Avant de mixer ôter le laurier.
3) Cuire les lasagnes dans beaucoup d'eau salée et 1 filet d'huile, afin qu'elles ne se collent entre elles.

4) Dans votre plat à gratin, étaler une couche de sauce tomate, une couche de lasagnes, parsemer de râpé et ainsi de suite, jusqu'au dernières lasagnes. Mettre au four à 180°, 20 mn.

Millet au tofu et légumes

300 g millet
250 tofu coupé en cubes
3 carottes coupées finement
2 navets coupés finement
4 champignons émincés
2 oignons émincés
2 cubes végétaux
3/4 l d'eau
1 c. à c. coriandre
1 c. à c. marjolaine
1 c. à s. ciboulette ou persil haché

1) Cuire à l'étouffée les oignons et les champignons 5 mn.
2) Ajouter les carottes, les navets, les herbes, le millet, les cubes végétaux et couvrir d'eau.

3) Mettre dans votre plat à gratin, ajouter les cubes de tofu et cuire au four à 180°, 25 à 30 mn. Au moment de servir, parsemer de ciboulette ou persil.

Paella végétarienne

300 g riz complet ou semi-complet
2 carottes coupées en dés
1 poireau émincé
1 poivron émincé
2 artichauts coupés en 4
2 oignons émincés
1/2 c. à c. curry
1 c. à s. persil
50 g comté coupé en dés
2 c. à s. huile d'olive
2 cubes végétaux pour 3/4 l d'eau
2 gousses d'ail
1 c. à c herbes de Provence

1) Faire tremper le riz la veille s'il est complet. Il cuira plus rapidement.
2) Cuire à l'étouffée dans votre poêle, les oignons et

le poivron 5 mn. Ajouter le curry, donner quelques tours.
3) Ajouter tous les légumes, les cubes végétaux, l'ail, les herbes de Provence, le riz, couvrir d'eau et cuire 30 mn.

Patates douces à la marocaine

1,5 kg patates douces
2 oignons émincés
1 poignée de raisins secs
1 c. à s. herbes de Provence
2 c. à s. huile d'olive
1 verre d'eau
sel

1) Couper les patates en gros morceaux comme pour un ragoût.
2) Les oignons seront cuits à l'étouffée 5 mn.
3) Ajouter les patates, les raisins secs, l'eau, les herbes et cuire 25 mn à couvert.
Accompagne très bien un poisson.

Paupiettes de chou au fromage de chèvre

24 feuilles de chou vert
200 g boulghour
200 g fromage de chèvre frais
2 oignons hachés très fin
200 g champignons hachés
2 œufs entiers
2 c. à s. persil haché
1 c. à s. levure alimentaire
2 c. à s. huile d'olive
1 cube végétal pour 1/2 l d'eau

1) Les feuilles de chou seront cuites à la vapeur 10 mn. Les mettre sur un torchon.
2) Cuire le boulghour avec le cube végétal et l'eau 20 mn. Laisser tiédir.
3) Les oignons et les champignons seront cuits à l'étouffée 5 mn. Ajouter le boulghour, le fromage, le persil, les œufs, la levure, le sel et bien mélanger cette farce.
4) Doubler les feuilles de chou, les farcir, les plier comme de petits paquets et les mettre au four à 180°, 20 à 25 mn.

Potée ardéchoise

1 chou vert
1/2 kg châtaignes cuites décortiquées
6 pommes de terre coupées
2 oignons émincés
1 c. à c. coriandre ou genièvre
2 c. à s. huile d'olive
1 verre d'eau
sel

1) Emincer le chou, le passer 10 mn à la vapeur, ainsi que les pommes de terre.
2) Les oignons seront cuits à l'étouffée 5 mn. Ajouter la coriandre, donner quelques tours et ajouter le chou, les châtaignes, les pommes de terre, le sel, l'eau et laisser mijoter 25 mn.
Accompagner d'un chèvre chaud sur canapé.

Potimarron à la mousse de poireaux

1 potimarron
300 g couscous complet
2 carottes coupées en dés
2 navets coupés en dés
2 c. à s. raisins secs
1 c. à c. cumin
2 oignons émincés
4 c. à s. huile d'olive
1 c. à s. persil haché
sel

Pour la mousse aux poireaux voir palette des sauces p. 38 mais remplacer le fromage blanc par du fromage de chèvre.

1) Couper en gros dés le potimarron avec sa peau. Le cuire 25 mn à la vapeur et le mettre de côté.
2) Cuire aussi à la vapeur les carottes, les navets, les oignons, ajouter par-dessus le couscous (qui aura été préalablement mouillé 2 fois), les raisins et cuire 15 mn. Ajouter le cumin, le sel, l'huile et bien mélanger.

3) Etaler le couscous et les légumes dans le plat de service. Ajouter par-dessus la mousse aux poireaux et enfin les morceaux de potimarron.
4) Arroser d'huile d'olive et parsemer de persil. Accompagner de pois chiche en salade.

Risotto aux cèpes et carottes

300 g riz complet ou semi-complet
200 g cèpes frais ou 50 g secs
2 oignons émincés
1 c. à c. herbes de Provence
4 carottes coupées en bâtonnets
2 c. à s. huile d'olive
2 cubes végétaux
3/4 l d'eau

(Attention: les cubes végétaux sont salés)

1) Tremper le riz la veille s'il est complet. Il cuira plus rapidement.
2) Les oignons seront cuits à l'étouffée 5 mn. Ajouter les cèpes et cuire encore 5 mn.
3) Ajouter les carottes, le riz, les herbes, couvrir de bouillon chaud (cubes végétaux et eau) et cuire 30 mn. (Les cèpes secs seront réhydratés.) Accompagner de saucisses de soja braisées à la poêle.

Salsifis aux herbes

1 kg salsifis
250 g tofu ou fromage de chèvre
2 c. à s. farine bise
1/4 l d'eau citronnée
1 citron
1 c. à c. marjolaine
1 c. à s. ciboulette hachée
1 c. à s. persil haché

1) Peler les salsifis et les mettre à mesure dans l'eau citronnée. Garder 1/4 de cette eau.

2) Cuire les salsifis 15 mn à la vapeur.
3) Délayer la farine avec l'eau citronnée et cuire 5 mn. Ajouter les herbes et le jus de citron.
4) Etaler les salsifis dans le plat de service, ajouter les dés de tofu ou de fromage de chèvre et napper de la sauce aux herbes.

Tourte aux épinards et châtaignes

300 g pâte brisée
1 kg épinards
700 g châtaignes
100 g comté râpé
2 oignons émincés
1 c. à c. herbes de Provence
1 c. à c. coriandre
2 c. à s. huile d'olive
sel
1 jaune d'œuf

1) Les épinards seront cuits 2 mn à la vapeur et hachés.
2) Les châtaignes seront cuites 30 mn à la vapeur et décortiquées.
3) Les oignons seront cuits à l'étouffée 5 mn. Ajouter les épinards, le râpé, les herbes, la coriandre et le sel.
4) Etaler une première pâte dans le fond de la tourtière, garnir avec les épinards et les châtaignes émiettées.
5) Recouvrir de la deuxième pâte, dorer à l'œuf et enfourner 25 mn, four à 180°.
N'omettez pas de faire un petit trou sur le centre de votre pâte, pour la vapeur.

L'hiver

L'heure est venue au repos de la nature, tout s'endort, mais elle a tout pourvu pour notre équilibre, les légumineuses, les céréales sont encore engrangées, ainsi que les fruits secs, et nous donnera des menus encore plus consistants, afin de faire face aux rigueurs de cette période.

Sommaire des recettes
(pour 6 personnes)

Cassoulet hivernal
Couscous végétarien
Croûtes de potiron aux épices
Escalope aux pois chiche
Gratin de citrouille au millet et noisettes
Gratin de panais
Lentilles à la quinoa et aux carottes
Mousseline de potiron au gingembre
Pâté de lentilles
Pie aux épinards et au fromage de chèvre
Pois chiche aux légumes et boulghour

Riz aux lentilles et aux poireaux
Risotto à la féta et au potiron
Sarrasin aux lentilles
Tajine de pois chiche
Tarte à la crème de pois chiche et émincé de poireaux
Terrine de potimarron aux amandes
Tourte à la courge et aux noisettes
Tourte au bleu d'Auvergne

Cassoulet hivernal

700 g haricots blancs secs
2 oignons émincés
2 carottes coupées en dés
1/2 c. à c. curcuma
1/2 c. à c. paprika
1 c. à s. ciboulette hachée
1 c. à s. persil haché
2 c. à s. huile d'olive
2 cubes végétaux
3/4 l d'eau
2 feuilles de laurier
3 clous de girofle
2 gousses d'ail écrasées

1) Les haricots seront trempés la veille.
2) Les faire blanchir dans l'eau, au départ froide, avec le laurier et les clous de girofle, durant 15 mn. Egouttez-les.
3) Cuire à l'étouffée les oignons 5 mn. Ajouter le céleri, les carottes, les épices et cuire encore 5 mn.
4) Ajouter les haricots, les cubes végétaux, l'eau, l'ail et cuire 25 à 30 mn.
5) Hors du feu, ajouter la ciboulette et le persil. Accompagner d'une céréale aux poireaux.

Couscous végétarien
(tout vapeur)

500 g couscous complet
1 tranche de potiron
2 gros oignons
3 poireaux
5 carottes
2 côtes céleri
1 poivron rouge
3 navets
1 bol de pois chiche
3 c. à s. huile d'olive
1 c. à s. raisins secs
1 c. à c. cumin
1 c. à c. 4 épices
1 c. à c. paprika
sel

1) Tremper la veille les pois chiche, avec 1 c. à c. de bicarbonate de soude.
2) Couper tous les légumes en dés.
3) Mouiller les grains de couscous par 2 fois, bien les détacher.
4) Tout d'abord mettre les pois chiche dans le cuit vapeur et cuire 15 mn, ensuite ajouter par-dessus tous les légumes, le couscous, les raisins et cuire encore 15 mn.

5) Verser le tout dans un grand saladier, arroser d'huile, ajouter les épices, saler, bien mélanger.
6) Préparer un bouillon avec 1/2 l d'eau et 1 cube végétal, ajouter quelques dés de comté que l'on fait fondre à feu doux, également 1/2 c. à c. de cumin et une pincée de piment. Servir le couscous et le bouillon à part.

Croûtes de potiron aux épices

200 g pâte brisée
500 g de potiron ou courge
2 œufs entiers
200 g crème allégée à 15% ou de soja
2 oignons hachés
2 gousses d'ail écrasées
1 c. à c. cumin
1 c. à c. gingembre
100 g comté râpé
1 c. à s. persil haché
sel

1) Couper le potiron en morceaux et le cuire à la vapeur 15 mn. Le mettre en purée.
2) Ajouter à cette purée, les œufs, la crème, les oignons, l'ail, les épices, le râpé, le persil, le sel et bien mélanger.
3) Foncer un moule à tarte huilé avec la pâte. Etaler la purée de potiron et mettre au four à 180°, 25 mn.

Escalopes
aux pois chiche

250 g pois chiche
100 g boulghour
2 oignons hachés
2 gousses d'ail écrasées
2 carottes hachées
1 c. à c. cumin
1 c. à s. persil haché
3 c. à s. levure alimentaire
2 biscottes complètes écrasées
2 c. à s. huile d'olive, sel
1 cube végétal

1) Tremper les pois chiche la veille, les cuire à la vapeur 30 mn et les réduire en purée.
2) Ajouter à cette purée les oignons, l'ail, les carottes, le boulghour (préalablement cuit avec 1 cube végétal), le cumin, le persil, la levure alimentaire, les biscottes, l'huile et le sel. Bien mélanger.
3) Former les escalopes à l'aide d'une grosse cuillère à soupe, les faire dorer des 2 côtés dans une poêle à peine huilée.
Servir avec légumes vapeur.

Gratin de citrouille
au millet et noisettes

1 kg citrouille
200 g millet
100 g crème allégée à 15%
100 g comté râpé
1 c. à c. coriandre
1 c. à s. persil
3 c. à s. noisettes pilées
1 cube végétal
sel

1) Couper la citrouille en morceaux et la cuire 20 mn à la vapeur. La réduire en purée.
2) Cuire le millet avec le cube végétal et l'eau, durant 20 mn. Laisser gonfler.
3) Ajouter à la purée de citrouille, la crème, la coriandre, le persil, le millet, la moitié du râpé, les noisettes, le sel et bien mélanger.
4) Mettre dans un plat à gratin, parsemer le dessus de râpé et faire gratiner 15 mn.

Gratin de panais

1 kg panais
2 oignons émincés
2 poireaux émincés
3 œufs
1/4 l lait de soja ou laitier
100 g comté râpé
1 c. à s. levure alimentaire
1 c. à s. huile d'olive
1 c. à c. marjolaine
sel

1) Couper le panais en tranches fines. Emincer les poireaux et les oignons.
2) Dans un plat à gratin, étaler une couche de panais, parsemer de poireaux, d'oignons, de râpé et ainsi de suite.
3) Battre les œufs avec le lait, la marjolaine, le sel et verser sur les légumes.
4) Parsemer de levure alimentaire et mettre au four à 180°, 30 mn.

Lentilles à la quinoa et aux carottes

300 g lentilles vertes
5 carottes coupées en bâtonnets
200 g quinoa
2 côtes de céleri coupées en dés
2 oignons émincés
1 c. à c. herbes de Provence
2 c. à s. huile d'olive
10 olives noires
1 c. à s. persil haché
sel
1 cube végétal

1) Faire tremper les lentilles la veille et les cuire à la vapeur 20 mn.
2) Les oignons seront cuits à l'étouffée avec le céleri 5 mn.
3) Ajouter les carottes, les herbes, les olives, la quinoa, le cube végétal, couvrir d'eau et cuire 20 mn.
4) Mélanger avec les lentilles, ajouter le persil et saler.

Mousseline de potiron au gingembre

2 kg potiron coupé en morceaux
2 jus d'oranges
2 c. à s. jus de citron
2 c. à s. gingembre frais haché
3 c. à s. huile d'olive
sel

1) Le potiron sera cuit à la vapeur 20 mn. Le réduire en purée.
2) Ajouter à la purée les jus d'oranges et citron, le gingembre, l'huile et le sel. Bien battre pour obtenir une mousseline.
Accompagner d'un poisson ou d'un œuf coque.

Pâté de lentilles

300 g lentilles vertes
2 branches de céleri coupées en dés
4 carottes coupées en dés
2 oignons émincées
2 œufs
1 c. à s. tamari
3 c. à s. levure alimentaire
2 feuilles de laurier
2 clous de girofle
1 c. à s. persil haché
2 c. à s. huile d'olive
1 c. à c. coriandre
2 gousses d'ail écrasées
125 g noix concassées

1) Faire tremper les lentilles la veille, les passer à la vapeur 10 mn.
2) Les oignons et le céleri seront cuits à l'étouffée 5 mn. Ajouter les lentilles, le laurier, les clous de girofle, la coriandre, les carottes, 1/4 l d'eau et cuire 15 mn.
3) Retirer le laurier. les clous de girofle et mixer le tout.
4) Ajouter les œufs, le tamari, la levure alimentaire, l'ail, le persil, les noix, mettre dans un moule à cake huilé et enfourner à 180°, 35 à 40 mn.
Servir avec légumes vapeur.

Pie aux épinards et fromage de chèvre

300 g pâte brisée
1 kg épinards
200 g fromage de chèvre frais
1 c. à c. muscade
1 c. à c. coriandre
2 oignons émincés
1 c. à s. persil haché
1 œuf
sel

1) Cuire les épinards 2 mn à la vapeur et les hacher.
2) Mélanger aux épinards le fromage émietté, la muscade, la coriandre, le persil, le sel et les oignons.
3) Foncer votre moule à tarte de la moitié de la pâte brisée. Etaler le mélange d'épinards et recouvrir de la deuxième pâte. Bien souder les bords et faire un petit trou central.
4) Dorer à l'œuf et mettre au four à 180°, 30 mn.

Pois chiche aux légumes et boulghour

300 g pois chiche
2 oignons émincés
3 carottes coupées en dés
2 côtes céleri coupées en dés
2 gousses d'ail écrasées
1 c. à s. persil haché
1 c. à c. cumin
2 c. à s. huile d'olive
200 g boulghour
2 cubes végétaux
1/2 l d'eau chaude

1) Faire tremper les pois chiche la veille et les passer à la vapeur 15 mn.
2) Cuire à l'étouffée les oignons 5 mn. Ajouter les carottes, le céleri, l'ail, le cube végétal, les pois chiche, le cumin, le boulghour, l'eau et cuire encore 20 mn.
3) Mettre dans votre plat de service et parsemer de persil.

Riz aux lentilles et aux poireaux

300 g lentilles vertes
200 g riz complet ou semi-complet
4 poireaux émincés
1 c. à c. curcuma
1 c. à c. paprika
2 oignons émincés
2 c. à s. huile d'olive
1 c. à s. persil haché
2 cubes végétaux
3/4 l d'eau chaude

1) Faire tremper les lentilles la veille et les passer à la vapeur 10 mn.
2) Cuire à l'étouffée les oignons 5 mn. Ajouter les épices, donner quelques tours. Ajouter les poireaux, le riz, les lentilles, les cubes végétaux, l'eau et cuire encore 30 mn.
3) Mettre dans un plat de service et parsemer de persil.

Risotto à la féta et au potiron

300 g riz complet ou semi-complet
500 g de potiron coupés en dés
2 oignons émincés
2 gousses d'ail écrasées
1/2 c. à c. muscade
1/2 c. à c. curcuma
1 c. à c. herbes de Provence
200 g féta
2 c. à s. persil haché
2 c. à s. huile d'olive
2 cubes végétaux
3/4 l d'eau chaude

1) Faire tremper le riz la veille s'il est complet.
2) Faire macérer la féta coupée en gros cubes, dans l'huile, l'ail et le persil.
3) Cuire à l'étouffée les oignons 5 mn. Ajouter les épices, les herbes et donner quelques tours. Ajouter le potiron, le riz, les cubes végétaux, l'eau et cuire 30 mn à couvert.
4) Garnir avec les cubes de féta et parsemer de persil.

Sarrasin aux lentilles

300 g sarrasin
200 g lentilles vertes
2 oignons émincés
2 gousses d'ail écrasées
3 c. à s. coulis de tomates
2 c. à s. persil haché
2 c. à s. câpres
2 c. à c. coriandre
1 c. à s. menthe
2 c. à s. huile d'olive
sel

1) Faire tremper les lentilles la veille et le sarrasin 2 h.
2) Les lentilles et le sarrasin seront cuits à la vapeur 20 mn.
3) Les oignons seront cuits à l'étouffée 5 mn. Ajouter l'ail, la coriandre, la sauce tomate et laisser mijoter 10 mn.
4) Mélanger les oignons avec les lentilles, le sarrasin, ajouter hors du feu, les câpres, la menthe, le persil et le sel.
Accompagner de carottes vapeur persillées.

Tajine de pois chiche

300 g pois chiche
2 oignons émincés
2 poireaux émincés
200 g couscous complet
1 c. à c. cumin
1 c. à c. 4 épices
1 tranche potiron
  (env. 500 g)
5 c. à s. huile d'olive
1 c. à s. persil haché
1 cube végétal
1/4 l d'eau chaude
sel

1) Faire tremper les pois chiche la veille avec 1 c. à c. de bicarbonate de soude.
2) Cuire les pois chiche à la vapeur 15 mn. Ajouter au-dessus le couscous qui aura été préalablement mouillé 2 fois et cuire encore 15 mn.
3) Les oignons et les poireaux seront cuits à l'étouffée 5 mn. Ajouter les épices, donner quelques tours, puis ajouter le potiron en gros cubes, le cube végétal, l'eau et laisser mijoter 15 mn.

4) Mélanger les pois chiche, le couscous, les légumes, ajouter le persil, saler légèrement et arroser d'huile d'olive.

Tarte à la crème de pois chiche et émincé de poireaux

200 g pâte brisée
5 poireaux émincés
100 g comté râpé
sel
crème de pois chiche (voir palette des sauce n° 22)

1) Cuire les poireaux à la vapeur 5 mn.
2) Foncer votre tourtière avec la pâte, étaler la crème de pois chiche et recouvrez de poireaux, un peu de sel et du râpé.
3) Mettre au four à 180°, 25 mn.

Terrine de potimarron aux amandes

1 kg potimarron
200 g couscous
100 g râpé
2 oignons émincés
2 gousses d'ail écrasées
3 œufs
4 c. à s. crème 15%
2 c. à s. persil haché
4 c. à s. amandes effilées grillées
2 c. à s. huile d'olive
1 c. à c. cumin, sel

1) Mouiller le couscous par 2 fois, bien détacher les grains.
2) Couper le potimarron en morceaux avec sa peau, le cuire à la vapeur avec le couscous, 20 mn. Réduire en purée.
3) Battre les œufs avec la crème, le cumin, le persil, le râpé, la moitié des amandes, saler et mélanger à la purée.
4) Mettre dans un moule huilé, parsemer des amandes restantes et enfourner 25 à 30 mn, four à 180°.

Tourte à la courge et aux noisettes

300 g pâte brisée
1 kg courge
2 oignons émincés
2 gousses d'ail écrasées
1 c. à c. muscade
1 c. à c. herbes de Provence
4 c. à s. noisettes pilées
100 g comté râpé
1 jaune d'œuf
2 c. à s. huile d'olive, sel

1) Cuire la courge en morceaux, 20 mn à la vapeur, la réduire en purée.
2) Cuire à l'étouffée les oignons, l'ail, 5 mn. Ajouter la purée de courge, la muscade, les herbes, le râpé, le sel. Bien mélanger.
3) Foncer votre moule à tarte avec la moitié de la pâte, étaler la purée, parsemer de noisettes.
4) Recouvrez de la deuxième pâte, souder bien les bords, dorer à l'œuf, faire un petit trou au centre pour la vapeur et mettre au four à 180°, 30 mn.

Tourte au bleu d'Auvergne

300 g pâte brisée
6 pommes de terre
150 g bleu d'Auvergne
200 g crème allégée à 15% ou de soja
1 pincée de muscade
1 jaune d'œuf pour dorer
sel

1) Couper les pommes de terre en fines rondelles.
2) Foncer la moitié de la pâte dans votre tourtière, étaler les pommes de terre, une pincée de muscade, saler.
3) Mélanger la crème et le bleu d'Auvergne et verser sur les pommes de terre.
4) Recouvrir de la deuxième pâte, souder bien les bords et dorer à l'œuf. Faire un petit trou au centre pour la vapeur. Mettre au four à 180°, 30 mn.

DESSERTS AUX SUCRES NATURELS
(pour 6 personnes)

Printemps
Clafoutis aux fraises ou cerises
Tarte aux fraises ou cerises

Eté
Poires aux noisettes
Pêches à la menthe et au citron vert
Timbales d'abricots en gelée
Brochettes de fruits vapeur
Croustade de nectarines
Framboises en gelée

Automne
Pommes en cage
Tarte aux pommes et aux pruneaux
Gelée aux raisins
Croûte de myrtilles

Hiver
Mandarine à la crème
Pavé de figues
Roulé à la crème de châtaignes
Tourte aux poires et aux amandes

Printemps

Clafoutis aux fraises ou cerises

1 kg fraises
2 c. à s. farine bise
1/2 l lait de soja ou laitier
2 c. à s. crème allégée à 15% ou soja
2 c. à s. miel
2 œufs

1) Préparer vos fraises.
2) Battre les œufs avec la crème, le miel, la farine et ajouter le lait.
3) Dans votre plat à gratin, étaler les fraises et verser la préparation aux œufs. Mettre au four à 180°, 30 mn.

Tarte aux fraises ou cerises

200 g pâte sablée
1 kg fraises
100 g crème allégée à 15%
2 c. à s. miel

1) Etaler la pâte sablée dans votre moule huilé.
2) Equeuter les fraises et les couper en deux, les répartir sur la pâte.
3) Malaxer le miel avec la crème et verser sur les fraises.
4) Mettre au four à 180°, 30 mn.

Eté

Poires aux noisettes

4 grosses poires mûres
4 c. à s. noisettes pilées et grillées
1 jus de citron
2 c. à s. farine bise
1 c. à s. huile d'olive
2 c. à s. sirop d'érable
1 pincée de cannelle

1) Couper les poires en deux dans le sens de la longueur, les évider, les citronner pour qu'elles ne brunissent pas.
2) Travailler la farine, l'huile, les noisettes, le sirop d'érable pour obtenir un granuleux.
3) Placer les poires dans un plat allant au four, les garnir de pâte granuleuse et enfourner à 180°, 25 mn.

Pêches à la menthe et citron vert

6 pêches
2 citrons verts
1 jus d'orange
1 jus de citron vert
2 c. à s. miel
4 c. à s. menthe fraîche ciselée

1) Couper les pêches en deux, les passer à la vapeur 5 mn et les mettre en coupes.
2) Mélanger le jus de citron, d'orange, le miel, la menthe et en arroser les pêches.
3) Garnir avec une rondelle de citron vert.

Timbales d'abricots en gelée

1 kg abricots
1/2 l jus de pommes
1 c. à c. agar-agar
3 c. à s. sirop d'érable
1 zeste de citron râpé

1) Dénoyauter les abricots.
2) Mélanger au jus de pommes l'agar-agar, le sirop d'érable, le zeste de citron, le porter à ébullition.
3) Pocher dans ce jus, les abricots 2 mn.
4) Mettre en coupes ou timbales et laisser prendre. Garnir avec quelques lamelles de zeste de citron.

Brochettes de fruits vapeur

2 pêches coupées en gros dés
2 poires coupées en gros dés
2 abricots coupés en gros dés
2 nectarines coupées en gros dés
2 bananes coupées en tranches
4 c. à s. sirop d'érable
4 c. à s. amandes effilées grillées

1) Embrocher tous les fruits, les cuire à la vapeur 5 mn.
2) Tremper vos brochettes dans le sirop d'érable, puis dans les amandes grillées. Servir tiède.

Croustade
de nectarines

8 nectarines
2 jus de citron
2 c. à s. miel
50 g farine blanche
4 c. à s. huile d'olive
1 c. à c. cannelle
2 c. à s. sirop d'érable

1) Couper en gros dés les nectarines.
2) Mélanger le jus de citron avec le miel, en arroser les nectarines.
3) Travailler la farine, l'huile, la cannelle, le sirop d'érable, jusqu'à obtention d'une pâte granuleuse.
4) Couvrir de cette pâte les nectarines et mettre au four à 180°, 25 mn.

Framboises en gelée

1 kg framboises
1/2 l jus de raisin
1 c. à s. rase agar-agar
2 c. à s. sirop d'érable

1) Equeuter les framboises.
2) Mélanger au jus de raisin, l'agar-agar, le sirop d'érable, porter à ébullition.
3) Pocher les framboises dans ce jus, durant 2 mn.
4) Mettre en moule et laisser gélifier.

Automne

Pommes en cage

200 g pâte brisée
6 belles pommes douces
3 c. à s. noisettes pilées
3 c. à s. miel

1) Evider les pommes, garder la peau (si biologique), les garnir de miel et noisettes.
2) Avec la pâte, faites de petits ronds sur lesquels vous posez la pomme.
3) Ensuite faites de fines lanières avec la pâte restante et en garnir tout autour la pomme. Bien souder les lanières au bord du socle.
4) Mettre au four à 180°, 30 mn.

Tarte aux pommes et pruneaux

4 pommes golden
5 pruneaux
2 c. à s. sirop d'érable
200 g pâte brisée
1 c. à c. cannelle

1) Etaler la pâte brisée dans votre tourtière huilée.
2) Emincer les pommes et les répartir sur la pâte, intercaler les pruneaux.
3) Arroser de sirop d'érable et de cannelle et mettre au four à 180°, 30 mn.

Gelée aux raisins

1 kg raisins muscat ou blancs
1/2 l jus de raisins
1 c. à s. rase agar-agar
1 c. à s. miel

1) Equeuter les raisins.
2) Mélanger l'agar-agar, le miel au jus de raisin. Porter à ébullition et faire pocher les raisins, 2 mn.
3) Verser dans un joli moule et laisser refroidir. Mettre au réfrigérateur 10 mn.

Croûte de myrtilles

1 kg myrtilles
50 g farine blanche
4 c. à s. huile d'olive
1 c. à c. cannelle
2 c. à s. sirop d'érable
2 c. à s. noisettes pilées

1) Mettre les myrtilles dans un plat allant au four.
2) Bien mélanger la farine, l'huile, la cannelle, le sirop d'érable, les noisettes, jusqu'à obtention d'une pâte granuleuse.
3) Verser cette pâte sur les myrtilles et mettre au four à 180°, 30 mn.

Hiver

Mandarines à la crème

6 mandarines
2 jaunes d'œufs
4 c. à s. miel
2 c. à s. poudre d'amandes

1) Peler et détailler en tranches les mandarines.
2) Battre les œufs avec la crème et le miel.
3) Placer les tranches de mandarines dans de petits plats individuels. Arroser de crème et parsemer de poudre d'amandes.
4) Mettre au four à 180°, 25 mn.

Pavé de figues

150 g figues sèches
4 c. à s. huile d'olive
1 jaune d'œuf
120 g farine blanche
1 c. à s. purée d'amandes

1) Les figues seront trempées la veille, enlever le pécout, les mettre en purée en les mixant sans utiliser toute l'eau du trempage.
2) Ajouter la purée d'amandes, l'huile, incorporer la farine, bien travailler la pâte.
3) Abaisser la pâte et découper des ronds assez épais. Dorer au jaune d'œuf et mettre au four à 180°, 20 mn.

Tourte aux poires et amandes

300 g pâte brisée
4 ou 5 poires mûres
1 œuf
100 g crème allégée à 15%
4 c. à s. amandes effilées, grillées
3 c. à s. jus de dattes

1) Etaler la moitié de la pâte dans votre tourtière huilée.
2) Etaler les poires coupées en dés.
3) Mélanger le jus de dattes à la crème, ajouter les amandes et verser sur les poires.
4) Recouvrir de la deuxième pâte, bien souder les bords, dorer à l'œuf et enfourner à 180°, 30 mn.

Roulé à la crème de châtaignes

3 œufs
4 c. à s. farine blanche
2 c. à s. sirop d'érable
1 pincée de vanille
1 pincée de cannelle
250 g purée de châtaignes

1) Battre les jaunes d'œufs avec le sirop d'érable, ajouter la vanille et la cannelle.
2) Battre les blancs en neige et les incorporer délicatement aux jaunes d'œufs. Verser cette préparation sur un rectangle de papier sulfurisé huilé et mettre au four à 180°, 15 mn.
3) Rouler le gâteau sur un torchon humide de façon à ce qu'il ne se casse pas.
4) Dérouler et garnir avec la purée de châtaignes. Enrouler à nouveau.

Bibliographie

Association médicale Kousmine internationale, *La méthode Kousmine* (Éd. Jouvence).

A. Bondil & M. Kaplan, *L'alimentation de la femme enceinte* (R. Laffont).

—.—, *Votre alimentation selon l'enseignement du Dr Kousmine* (R. Laffont).

—.—, *L'âge d'or de votre corps* (R. Laffont).

P.-G. Besson, *Acide-base, une dynamique vitale* (Éd. Jouvence).

—.—, *La crème Budwig* (Éd. Jouvence).

—.—, *Je me sens mal, mais je ne sais pas pourquoi !* (Éd. Jouvence).

P.-G. Besson, A. Bondil, A. Denjean & P. Keros, *Les 5 piliers de la santé* (Éd. Jouvence).

A. Denjean & L. Serre, *Kousmine au quotidien* (Éd. Jouvence).

C. Kousmine, *Soyez bien dans votre assiette jusqu'à 80 ans et plus* (Tchou).

—.—, *Sauvez votre corps* (R. Laffont).

—.—, *La sclérose en plaques est guérissable* (Delachaux et Niestlé).

N. Manzi & L. Serre, *L'art de vivre sain* (Azur Montagne Santé).

Revue de la Fondation et de l'Association Kousmine française. Pour tout renseignement, envoyer une enveloppe timbrée, adressée à : Association Kousmine française – Le Saint-James II – 3, rue Pierre-Palliot – F-21000 Dijon.

CALENDRIER DES LÉGUMES ET FRUITS

	J	F	M	A	M	J	J	A	S	O	N	D
Artichauts				■	■	■	■					
Asperges			■	■	■							
Aubergines				■	■	■	■	■	■	■		
Bettes						■	■	■	■			
Betteraves	■	■	■	■	■	■	■	■	■	■	■	■
Carottes	■	■	■	■	■	■	■	■	■	■	■	■
Céleri branches												
Céleri-rave	■	■	■	■					■	■	■	■
Champignons												
Chou	■	■	■	■	■	■	■	■	■	■	■	■
Chou-fleur	■	■	■	■	■	■	■	■	■	■	■	■
Choux de Bruxelles	■	■	■	■					■	■	■	■
Chou rouge	■	■	■	■	■	■	■	■	■	■	■	■
Citrouille	■								■	■	■	■
Concombre					■	■	■	■				
Cornichons												
Endives	■	■	■								■	■
Epinards				■	■	■						
Haricots verts					■	■	■	■	■			
Haricots blancs								■	■	■		
Maïs						■	■	■	■			
Navets			■	■	■	■			■	■	■	
Oignons						■	■	■				
Oseille				■	■							
Poireaux	■					■	■	■	■			
Pois					■	■	■					
Pommes de terre nouvelles				■	■							
Pommes de terre	■	■				■	■	■	■	■	■	■
Salades												
– *laitue*				■	■	■	■	■				

	pleine saison	moyenne saison	saison chère	hors saison

	J	F	M	A	M	J	J	A	S	O	N	D
– *cresson*					▓							
– *mâche*		▓	▓									
– *batavia*						▓						
– *pissenlit*		▓										
– *romaine*							▓	▓	▓	▓		
Salsifis		▓	▓	▓							▓	
Tomates					▓	▓	▓	▓	▓			
Topinambours		▓										
Légumes secs	▓	▓	▓	▓	▓	▓	▓	▓	▓	▓	▓	▓
Lentilles	▓	▓	▓	▓	▓	▓	▓	▓	▓	▓	▓	▓
Abricots						▓	▓	▓				
Amandes (fraîches)						▓	▓					
Ananas	▓	▓	▓	▓	▓	▓	▓	▓	▓	▓	▓	▓
Bananes	▓	▓	▓	▓	▓	▓	▓	▓	▓	▓	▓	▓
Cerises					▓	▓	▓					
Châtaignes	▓	▓	▓							▓	▓	▓
Coings										▓	▓	
Figues								▓	▓	▓		
Fraises				▓	▓	▓	▓					
Framboises						▓	▓	▓	▓			
Groseilles							▓	▓				
Mandarines	▓	▓	▓								▓	▓
Noisettes (fraîches)								▓	▓			
Noix	▓									▓	▓	▓
Oranges	▓	▓	▓	▓	▓					▓	▓	▓
Pamplemousses	▓	▓	▓	▓	▓	▓				▓	▓	▓
Pêches						▓	▓	▓	▓			
Poires	▓	▓					▓	▓	▓	▓	▓	▓
Pommes	▓	▓	▓	▓				▓	▓	▓	▓	▓
Prunes							▓	▓	▓	▓		
Raisins							▓	▓	▓	▓	▓	

Dumas-Titoulet Imprimeurs
42000 Saint-Étienne
dépôt légal : juillet 2005
N° imprimeur : 42725 B
Imprimé en france